여성의 우울증

조 현

계축문화사

머 리 말

우울증이 된 여성들에게 공통된 성격이 있다고 한다면 성실하고 착실하며 명랑하고 남을 돕기 좋아하며 다른 사람을 위하는 의리 있는 사람이 많다.

어느 부인과 의사도 '착실하고 책임이 강하고 타인의 기대에 응하려고 하는 좋은 아이'는 몸에 급격한 변화가 생기는 갱년기에 우울증에 걸리기 쉽다고 말한다. 착실한 것도 책임성이 강한 것도, 주위의 기대에 응하려고 하는 것도, 소위 미덕이라고 배워 왔다. 그 좋은 것을 열심히 해 온 결과 인생의 50이 되었을 때 안정된 행복한 생활과는 반대의 죽고 싶도록 괴로운 병이 기다리고 있을 줄이야! 도대체 어찌된 일일까? 미덕이라고 생각하던 것이 신체에 나쁜 것일까? 그렇지 않으면 이 현대사회의 실정에 맞지 않는 삶의 방법일까?

성격이나 생활 습관에서 병이 온다고 한다면 치료를 위해서 성격이나 생활 습관을 바꾸어야만 하는 것일까? 그러한 의문에 힌트를 준 것은 스위스 분석 심리학자 융이다. 융이 주목한 것은 중년의 마음의 발달이었는데 그는 '인간은 중년에 있어서 인생의 중요한 전환점을 경험한다'고 생각했다.

이 융의 성인 발달론에 의하면 중년기까지는 자아가 아직 완전하게 발달하지 않고 직업을 얻고 사회적 활동이나 가정을 갖는 것 등 대외적인 자기확립의 방향으로 나아간다. 따라서 발달의 근본적인 변화 '인생의 정오'는 중년기에 생긴다. 인생 전반기의 발달이 직업을 얻거나 가정을 갖는 것 등 외적 세상에 자기를 적응시켜 나가는 것인 데 대해서 인생 후반기의 발달은 자기 내적 욕구나 본래 자기모습을 발견해서 그것을 실현시켜 가는 것에 의해서 달성된다. 융은 이것을 '개성화 과정' 또는 '자아실현'의 과정이라고 부르고 인생의 궁극적인 목적도 생각했다.

즉, 인생은 청년기에 자아가 확립되고 성인이 되어 일을 갖고 사회적 지위를 얻고 결혼해서 자식을 길러내고 사회적인 척도로 자기의 목표를 달성했을 때 그것으로 만족하는 것인가 하면 실은 그것이 아닌 것 같다.

"이대로 인생이 끝나서 좋을 것인가?"라고 갑자기 의문을 느끼거나 무엇인가 설명이 되지 않는 불안에 쌓이게 된다. 또 융은 인생을 태양의 변화와 비교해서 이러한 말도 하고 있다. 사람마음 발달의 큰 변화는 '인생의 정오'인 중년기에 생기는데 그것은 마치 태양이 머리 위를 통과할 때 생기는 결정적인 변화와 같다. 즉, 인간의 그림자가 지금까지와는 역방향을 비추는 것과 같이 우리들의 인생에 있어서도 오전 중에 품고 있던 이상이나 가치 모두가 역전해 그후는 그때까지 품고 있던 것과는 다른 가치관에 따라서 자기 자신을 창조해 나가야만 된다고 말한다. 특히 인생 50이라고 말해 왔던 때에는 여성의 경우 열심히 자식을 기르고 아이들이 독립할 때는 수명을 다했다. 이처럼 자기를 다른 세계에 적응시키고 있을 뿐이고 아무런 의문도 문제도 생기지 않고 인생을 마쳤을 때는 좋았다. 그러나 현대는 평균 수명이 단계적으로 길어져 80세 정도까지 살게 된다. 자식의 독립 후 남겨진 30년 가까운 세월을 오전의 인생과 같은 삶의 방식으로는 도저히 유지할 수 없는 것이다. 지금까지의 삶의 방식과는 다른 인생관이나 가치관을 가지고 살아야 한다. 인생 후반의 삶의 방법을 자기 나름대로 발견할 때까지는 큰 전환을 경험하는 예는 많이 있다.

이러한 큰 전환을 달성하기 위해서는 상당한 위기가 따른다고 한다. “크고 작은 우울증에 고민하게 된다. 지금까지 재미있었던 일에 흥미를 상실해 버린다. 아무것도 하고 싶은 마음이 없어진다. 심할 때에는 자살의 가능성마저 나온다.”

훌륭하게 자식을 길러내어 가정적으로도 경제적으로도 혜택을 받고 있음에도 불구하고 혹은 직장 여성으로서 책임 있는 지위를 쌓아 올렸음에도 불구하고 우울증이 되어 ‘자기는 도움이 안 되는 인간이다’라든가 ‘살고 있어도 소용이 없다’라고 하는 기분에 사로잡히는 것은 무엇 때문일까? 그것은 지금까지의 방법이나 가치관으로서는 이후의 인생을 즐겁게 행복하게 해 나갈 수 없다고 하는 것을 돌연히 느끼기 때문이다.

‘자아 실현’의 욕구라고 하면 좀 어려워지지만 말을 바꾸자면 ‘자기다운 삶의 방식이란 무엇인가?’ 혹은 ‘자기가 태어나서 남긴 것은 무엇인가?’를 명확하게 하는 것이다.

여성의 이런한 내적인 질문은 자식들의 독립, 부모와의 사별 혹은 남편의 바람기가 발각되었을 때 정신적 스트레스를 계기로 떠오른다. 그리고 갱년기 여성들이 인생을 돌아볼 때 갑자기 클로즈업되는 것이 남편의 존재이다. 자식들이 자립하고 부모도 돌아가셔 부부가 다시 남자와 여자로서 일대일로 마주볼 때 비로소 생각한다. 오후 인생에서도 남편을 파트너로 하여 같이 걸어가는 것이 과연 행복한 것일까?

갱년기 이혼과 우울증은 그 밑바닥에 흐르는 것은 같은 것이다. 지금까지의 결혼 생활과의 결별이며 갱년기 이후 새로운 인생의 시작이라는 점에서 힘이 들기 때문에 내성적인 여성은 우울증이 될 수도 있다. 단, 이혼과 우울증의 큰 차이는 후자는 죽음의 위험성이 있는 병이라는 것이다. 또 치료가 잘 안 되면

30년 이상 계속될 갱년기 이후 삶의 질을 파멸시킬 수도 있다는 점이다.

그래서 갱년기 '무기력증'은 병으로 받아들여 바른 치료를 하는 것이 중요하다. '갱년기 무기력증'의 길고 어두운 터널에서 빠져나오도록 해야 한다.

이 책은 목적은 갱년기장애 중에서도 특히 갱년기 정신 상태에 초점을 맞추었다. 갱년기 우울증이 무서운 것은 치료에 실패해서 악화되면 앞으로 30년 이상 계속될 갱년기 이후의 삶의 질이 파괴되지 않을 수 없기 때문이다. 이처럼 심각한 문제에도 불구하고 당사자인 갱년기 여성들을 위하여 올바르게 이해하고 있는 사람은 적다.

우울증 증상이 심할 때는 아무리 좋은 치료법이나 격려의 말을 들어도 거의 귀에 들어오지 않는다. 따라서 주위 사람들이 우울증에 관한 보다 많은 정보나 지식을 갖추어 도움을 주는 것이 중요한 것으로 판단된다.

2009년 9월 일

조 현

목 차

제 1 장

우울증의 개념

1. 우울증의 정의
2. 우울증의 원인
3. 우울증의 진단기준(DSM-VI)
4. 우울증과 조울증의 차이
5. 우울증의 종류
6. 우울증의 증상
7. 우울증의 치료방법
8. 우울증의 예방

제1장

우울증의 개념

1 우울증의 정의

우울증, 즉 우울장애는 의욕 저하와 우울감을 주요 증상으로 하여 다양한 인지 및 정신 신체적 증상을 일으켜 일상 기능의 저하를 가져오는 질환을 말한다.

우울장애는 평생 유병율이 15%, 특히 여자에서는 25% 정도에 이르며 감정, 생각, 신체 상태, 그리고 행동 등에 변화를 일으키는 심각한 질환이다. 이것은 한 개인의 전반적인 삶에 영향을 준다. 우울증은 일시적인 우울감과는 다르며 개인적인 약함의 표현이거나 의지로 없앨 수 있는 것이 아니다. 상당수가 전문가의 도움을 받지 못하고 우울증으로 고생하는 경우가 많아 안타까운 질환이기도 하다. 그러나 전문가의 적절한 치료를 받는다면 상당한 호전을 기대할 수 있고 이전의 정상적인 생활로 돌아가는 것이 가능하다.

인생의 고통스러운 시련을 겪을 때 흔히 우리에게 찾아드는 것이 우울증이다. 우울증은 누구나 삶의 여정에서 빠져들 수 있는 인생의 늪이라고 할 수 있으며 '심리적 감기'라고 할 만큼 매우 흔한 심리적 문제로 누구나 인생의 시련기에 경험하게 되는 심리적 좌절상태이다.[1)]

적어도 성인 10명 중 1명은 일생 동안 한 번 이상 우울증을 경험한다고 하며 어떤 연구에 의하면 일생 동안 한 사람이 우울증에 걸릴 확률은 30%에 달한다. 그러나 그중에서 단지 10~25%만이 전문가로부터 치료를 받는다. 현대사회에서 우울증은 증가추세에 있다. 이런 추세는 전세계적으로 공통된 현상인데 아마도 점점 더 경쟁적이 되어가는 현대사회의 한 단면을 반영하는 것이 아닌가 한다.

남자보다는 여자에서 두 배 가량 흔한데 이는 남성보다 여성이 우울증상에 더 예민하게 집착하는 성향 때문이다. 또 여성은 생리 시작 며칠 전에 우울증상이 나타나는 경우도 많다. 어린 시절엔 적지만 청소년기에 들어서면서 우울증이 많이 증가하는데 약 20% 이상의 청소년이 한 번 이상 우울증을 경험한다는 통계도 있다.[2)]

우울증(depression)은 아무런 이유도 없이 우리에게 찾아들 수 있으며 때로는 생명을 위협한다. 우울한 증상만으로 단지 기분이 침울하고 공허, 불안한 것인지 아니면 수직 대물림 받은 유전(DNA)으로 자녀에게 우울증이 있는 것인지 보호자는 판단할 수 없다. 많은 우울증들이 동일 유사하지만 보호자의 치료 경험상 자녀의 병질에서는 침울, 우울, 공허, 불안한 증상이 심했고 수년간 지속되었으며 중요한 것은 침울, 우울, 공허, 불

1) 우울증(2000), 권석만, 학지사 p.14

2) 연세필병원페이지 http://www.feelclinic.co.kr/clinic/sub_01.html?cid=1&subid=1&id=5

안한 기분으로 인해 모든 생활이 환자(자녀)에게 인식사고에 부정적 영향을 받아 전문의에게 도움을 구해야 한다. 우울증은 반듯이 치료될 수 있는 병이며 언젠가 호전 또는 완치된다는 사실이다.

로마시대에서는 문헌에 '우울', 즉 우울증에 걸린 사람은 귀신에 들렸다 하여 강제로 불에 태워 죽게 하였다. 이러함에도 우울증은 지구에서 퇴치됨이 없이 하루가 다르게 급속히 증가해 왔으며 이는 현재 우리가 살아가는 고도산업화 시대에서 마음의 안정과 생활에 여유가 없는 우리가 만든 생활방식과 환경 때문에 나타난 결과이다. 우리가 살아가는 생활환경은 고도의 산업화로 우리들에게 많은 스트레스를 주고 있으며 스트레스는 뇌기능적 변화에 따른 원인으로 '우울증'을 일으키며 이혼, 범죄, 입시, 실업 등의 증가는 우리의 생활을 늘 피곤하게 만들며 우울증(depression)을 일으키는 원인이기도 하다.

2 우울증의 원인

1) 유전적 요인

우울증이 개인이 느끼는 삶에서의 기분, 감정이나 성격적인 원인으로 인해 발병한다고 보는 일반적인 견해와는 달리, 각 개인의 우울증 질환에 대한 취약성은 부모로부터 수직 대물림 받은 유전(DNA)에 의해 큰 영향을 받는다는 많은 증거들이 밝혀지고 있다.

임상적으로 우울증의 발병에 대한 유전적인 위험성은 약 40%, 환경에 의한 요인은 60% 정도로 주장하고 있다. 실제 우울증은 질병을 유발할 수 있는 중요한 환경적인 요인이 없이는 잘 발생하지 않는다. 그러나 똑같은 환경적인 요인이 있더라도 각 개인에 따라 우울증이 생기는 원인은 다르며 부모로부터 수직 대물림된 유전(DNA)에 의해 우울증이 생기는 여부는 강력하게 유전에 의해 결정된다.

또한 성별의 차이로 우울증이 발현되는 요인을 설명할 수 있는데 일반적으로 스트레스에 의한 우울증 발생 가능성은 남성보다 여성에게 더 크다는 것이 입증되고 있다.

2) 생물학적 요인

우울증에서 관찰되는 가장 중요한 생물학적 요인은 신경전달물질의 기능 장애이다.

신경전달물질은 호르몬과 비슷한, 뇌의 한 부분에서 다른 부분으로 신호를 전달하는 화학물질이다. 뇌 속에는 다양한 목표를 수행하는 많은 신경전달물질이 있는데 그 중에서 우울증의 발병에 영향을 미치는 주된 신경전달물질은 세로토닌, 노르아드레날린, 도파민 세 가지이다.

정상적인 뇌에서는 신경전달물질이 하나의 신경세포에서 다음 신경세포로 빠르게 전달되며 여러 차례 이런 전달이 반복되어도 다음 신경세포에서는 처음 만큼 강력한 신호를 가지게 된다. 그러나 우울증을 앓고 있는 사람들에서는 기분을 조절할 수 있는 신경전달물질이 정상적인 기능을 하지 못하기 때문에 다음 신경세포로 신호가 전달되기도 전에 신호가 감소하거나 혼란이 생기게 된다.

3) 질병적 요인

병을 앓게 되면 불편함과 통증 같은 증상들 때문에 고통스러워지고 평소에 즐기던 일들을 잘 하지 못하게 되므로 우울한 마음이 생기게 된다.

그러나 질병 때문에 기분이 가라앉지 않는다고 해도 종종 우울증은 발생하는데 어떤 질병은 신체기능을 변화시켜 우울증을 유발시키기 때문이다. 예를 들면 호르몬 분비와 연관되거나 뇌에 생긴 종양은 우울증을 유발하기도 하며 갑상선 질환 같은 일부 내과적 질환은 조증과 우울증을 유발할 수 있다. 또 면역체계의 이상이 우울증의 발병에 영향을 미칠 수 있는데 둘 사이의 정확한 관련성에 대해서는 더 연구가 필요한 상태다.

4) 노화

나이가 들수록 우리 뇌의 일반적인 기능은 감소하게 된다. 따라서 기분 상태에 영향을 줄 수 있는 신경전달물질들도 이러한 뇌의 기능 감소에 영향을 받는다.

치매가 진행되고 있는 일부 노인들은 대개 치매 초기 단계에 심한 우울증을 경험하는데 이때 정신병적인 우울증을 흔히 볼 수 있다. 이것은 대뇌의 기저핵 부위와 전두엽 간의 연결 경로에 이상이 있음을 의미한다. 치매가 있지 않더라도 단지 나이가 들면서 이런 변화들이 나타나기도 하며 특히 스트레스에 민감하고 우울증에 취약한 사람들에게 더 잘 나타난다.

고혈압이나 뇌졸중에 의해 우울증이 생기기도 하는데 이런 위험성이 있는 사람들은 혈압관리를 잘함으로써 우울증을 예방할 수 있다.

5) 성별

최근 많은 연구를 통해 스트레스에 의한 우울증의 발병 가능성이 남성보다 여성에서 더 크다는 것이 입증되고 있다. 이는 다양한 이유로 설명될 수 있다.

우선 여성들이 남성보다 스트레스를 더 잘 받기 때문에 우울증에 취약하다는 것이다. 또 한 불만족스러운 결혼생활을 하고 있거나 많은 자녀를 가진 여성들에게서 우울증이 더 많이 발생하는 것을 보면 사회에서 성에 따른 역할의 차이나 사회적인 지지의 차이가 우울증에 영향을 미친다는 것을 짐작할 수 있다.

사춘기 때부터 증가하기 시작하는 여성호르몬이 불안이나 우울증과 연관되기도 한다.

여성호르몬이나 생물학적인 차이 때문에 여성들에게서 우울증이 더 빈번하게 발생된다고 생각되지만 우울증이 생기기 이전에 어떤 사회적인 스트레스가 존재할 수 있다는 사실도 간과해서는 안된다.

6) 스트레스

거의 모든 사람들이 특정한 상황에서 스트레스를 받고 우울해질 수 있다. 그러나 어떤 사람들은 스트레스를 받아도 며칠 또는 몇 주 내에 이것을 극복하지만 어떤 사람들은 그렇지 못하다.

어린 시절의 지속적인 스트레스는 우울증의 발생 가능성을 증가시키며 그 예로 어렸을 때 부모로부터 학대를 받은 아이들은 지속적으로 자존감이 떨어져 있으며 어른이 되어서 우울증이 생길 수 있는 가능성이 높아지게 된다.

우울증을 앓고 있는 많은 사람들은 우울증이 생기기 직전에 납득할 만한 중요한 사건을 경험하는데 대부분 사람들의 자존감을 떨어뜨리거나 명성에 손상을 입힐 수 있는 사건들이다. 대부분의 성인에서 자존감은 친밀한 인간관계와 연관이 있고 직장 같은 자신에게 중요한 사회환경과도 관계가 깊은데 인간관계가 깨어지거나 결혼이 파경에 이르렀을 때 우울증이 시작되는 일은 매우 흔한 일이다.

스트레스는 우울증의 직접적인 원인이 되기보다는 우울증을 촉발하던가 재발에 영향을 준다. 자신이 우울하다고 여겨질 때에는 스트레스가 다음 중 어떤 방식으로 영향을 주고 있는지 알아보는 것이 도움이 된다.

- 스트레스의 양이 문제인 경우
- 스트레스의 종류와 관련된 문제인 경우

7) 성격

- 우울증에 걸릴 위험이 높은 성격
  - 쉽게 불안을 느끼며 고민이 많은 성격, 혹은 주변상황에 대해 과민한 반응을 보이는 성격
  - 수줍음이 많고 대인관계를 꺼리는 성격
  - 자기자신을 쉽게 비난하거나 자존감이 낮은 성격
  - 대인관계에 예민한 성격
  - 완벽주의
  - 자기중심적인 성격

처음 네 가지 성격유형에 해당되는 사람들은 우울증이 걸릴 위험이 매우 높으며 완벽주의적인 성격을 가진 사람들에게서 우울증의 발병을 예측하기는 어렵지만 일단 우울증이 발생했다면 더 오랜 기간을 앓을 수 있다. 자기중심적인 성격을 가진 사람들은 짧은 기간의 우울증을 유발한다. 그러나 기질이나 성격은 어떤 종류의 우울증의 발병에는 거의 영향을 미치지 않는다.[3)]

3) (1)~(7)우울증 원인 보건복지가족부 지정 우울증 임상연구센터 http://www.smileagain.or.kr/home/depresstion/factor01.asp

8) 기타 원인들[4)]

(1) 개인의 병력

우울증은 재발 가능성이 매우 큰 병으로 우울증 환자의 50~70%가 다시 우울증에 걸리는 것으로 추정된다.

(2) 어린 시절에 받은 상처

부모의 사망, 구박, 성적 학대, 애정 결핍 등 어린 시절에 있었던 좋지 않은 사건들은 분명 성년에 이르러 우울증에 취약하게 만드는 위험요인이 될 수 있다.

(3) 우발적인 사건들

별안간 생겨나는 고통스런 사건들은 이론의 여지없이 우울증의 위험요인이 된다.

(4) 정상적인 삶의 단계들

상실과 포기의 경험들은 우리 삶의 일부이며 이러한 상당한 변화를 유발하는 모든 사건들은 잠정적으로 우울증의 위험에 노출되는 시기가 된다.

(5) 직장에서의 스트레스

스트레스는 물리적, 정서적, 사회적 환경의 모든 제약사항에 대한 신체적인 반응현상이다. 상황에 대한 통제력 부족은 직장인들이 겪는 모든 스트레스의 공통된 사항이며 열성적인 사장과

---

4) 우울증 웃어야 산다!(2003), 수지 수마이유, 예신, p.53~p60

간부급 사원들이 처하기 쉬운 기력소진 상태도 마찬가지이다. 이러한 스트레스와 과로로 인한 기력소진 상태는 우울증을 유발하는 촉매역할을 하게 된다.

(6) **취업문제**

경제 침체기에는 실업 자체만으로도 사회적 지위 실추, 스스로가 쓸모 없다는 느낌, 자신에 대한 이미지 훼손 등 일련의 상실감으로 인해 우울증을 유발하게 된다.

(7) **사회적 고립**

심리적으로 의지가 되는 사람이 없거나 외부와의 교류가 드물고 주변에 사람들이 거의 없거나 아예 없는 경우 등 사회적인 애정 고립은 우울증에 이를 수 있는 정신적 암과 같다.

(8) **알코올 중독**

아직까지 분명히 밝혀지진 않았지만 분명 알코올은 우울증을 유발시키는 식품이다. 알코올은 뇌 속의 신경전달물질의 분비를 저해하기 때문에 만성적으로 복용할 경우에는 우울증이 점차적으로 뿌리내리게 된다.

(9) **자기 비하**

자기 비하는 우울증에서 분명하게 드러나는 증상으로 자기 비하는 어떤 경우든 우울증 환자의 “자기 파괴” 시도에 방대하게 관여한다.

3 우울증의 진단기준(DSM-VI)

A

다음 증상 가운데 5개(또는 그 이상) 증상이 연속 2주 기간 동안 지속되며 이러한 상태가 이전 기능으로부터의 변화를 나타내는 경우; 위의 증상 가운데 적어도 하나는 (1) 우울 기분이거나 (2) 흥미나 즐거움의 상실이어야 한다.

주의 : 명백한 일반적인 의학적 상태는 기분과 조화되지 않는 망상이나 환각으로 인한 증상이 포함되지 않는다.

(1) 하루의 대부분, 그리고 거의 매일 지속되는 우울한 기분이 주관적인 보고(슬프거나 공허하다는 느낀다)나 객관적인 관찰(울 것처럼 보인다)에서 드러난다.

주의 : 소아와 청소년의 경우는 과민한 기분으로 나타나기도 한다.

(2) 모든 또는 거의 모든 일상 활동에 대한 흥미나 즐거움이 하루의 대부분 또는 거의 매일같이 뚜렷하게 저하되어 있을 경우(주관적인 설명이나 타인에 의한 관찰에서 드러난다)

(3) 체중 조절을 하고 있지 않은 상태(예 : 21개월 동안 체중 5% 이상의 변화)에서 의미있는 체중 감소나 체중 증가, 거의 매일 나타나는 식욕 감소나 증가가 있을 때

주의 : 소아의 경우 체중 증가가 기대치에 미달되는 경우 주의할 것.

→

→

A	(4) 거의 매일 나타나는 불면이나 과다 수면 (5) 거의 매일 나타나는 정신 운동성 초조나 지체(주관적인 좌불안석 또는 처진 느낌이 타인에 의해서도 관찰 가능하다) (6) 거의 매일의 피로나 활력 상실 (7) 거의 매일 무가치감 또는 과도하거나 부적절한 죄책감을 느낌(망상적일 수도 있는)(단순히 병이 있다는 데 대한 자책이나 죄책감이 아님) (8) 거의 매일 나타나는 사고력이나 집중력의 감소, 또는 우유부단함(주관적인 호소나 관찰에서) (9) 반복되는 죽음에 대한 생각(단지 죽음에 대한 두려움 뿐만 아니라), 특정한 계획 없이 반복되는 자살 생각 또는 자살 기도나 자살 수행에 대한 특정 계획
B	증상이 혼재성 삽화의 기준을 충족시키지 않는다.
C	증상이 사회적, 직업적, 기타 중요한 기능 영역에서 임상적으로 심각한 고통이나 장애를 일으킨다.
D	증상이 물질(예 : 약물남용, 투약)이나 일반적인 의학적 상태(예 : 갑상선기능저하증)의 직접적인 생리적 효과로 인한 것이 아니다.
E	증상이 사별에 의해 잘 설명되지 않는다. 즉, 사랑하는 사람의 상실 후에 증상이 2개월 이상 지속되거나, 현저한 기능 장애, 무가치감에 대한 병적 집착, 자살생각, 정신증적 증상이나 정신성 운동 지체가 특징적으로 나타날 경우에만 이 장애의 진단이 내려진다.

4 우울증과 조울증의 차이

우울증은 우울증상이 주요 기분, 감정으로 정신적, 신체적 이상증상을 나타내는 것으로 단순한 우울, 기분, 감정에서부터 시작하며 정신적 증상까지 보일 수 있다. 조울증(manic depressive psychosis)은 우울증의 반대, 즉 조정의 상태가 반복되는 것이다. 기분, 감정이 고양되고 무엇이든지 할 수 있다는 사고 상태인 조증과 우울증이 일정한 시간을 두고 반복되는 정신병이다.[5)]

---

5) 살인자 우울증과 사이코패스(2009), 이창규, 좋은땅, p.248

5 우울증의 종류

1) 주요 우울증

미국정신의학회에서는 우울장애를 주요우울증, 감정부전증, 그리고 기타 우울증으로 분류하였다. 그 중 주요우울장애는 우울한 기분이나 흥미 상실이 2주 이상 지속되는 경우로 많은 우울증상을 동반하는 비교적 심한 우울증을 말한다.

2) 기분부전장애(감정부전증, 기분저하장애)

주요우울증보다는 정도가 가볍지만 만성적으로 지속되는 가벼운 우울증을 말한다. 대개 2년 이상 우울한 기분과 더불어 자존심의 저하, 자책감, 결정 내리는데 어려움, 우유부단함, 생산성의 저하, 비능률, 장래에 대한 비관 등 여러 증상으로 인해 일상생활을 겨우 해나간다. 불편한 대로 학업이나 직장생활 등을 하고 있어 환자 자신은 우울증을 겪고 있다는 것을 모르고 있다.

3) 양극성 우울증

조울증을 다른 말로 양극성 장애라고 한다. 양극성 우울증이라고 하는 것은 이런 양극성 장애 환자에서 과거에 조증이 있었고 현재 우울증이 생겼을 경우를 말한다.

4) 소아 우울증

소아의 우울증은 성인과 다른 양상을 보일 수 있다. 소아의 경우에는 슬픈 표정을 짓거나 울곤 하는 것 이외에도 흥미가 상실되어 거부적이 되고 반항한다든지 때로는 의존적이 되어 부모에게 매달리는 경우가 있다. 분리불안으로 매달리는 행동을 한다든지 학교에 가는 것을 두려워하는 것에서 이러한 양상을 알 수 있다. 따라서 학교 공포증이나 부모에 대한 지나친 집착을 보이는 아이들은 밑바탕에 우울증을 가지고 있는 경우가 많다. 공포증에 가려 그 아래 바탕에 있는 우울증이 보이지 않는다고 해서 이를 '가면 우울증'이라고 부른다.

5) 청소년 우울증

성적 하락, 갑작스런 성적 저하, 파괴적이고 공격적인 반사회적 행동, 무단 결석이나 가출, 본드나 부탄가스 같은 물질남용, 성 문란 등을 청소년기에 보일 경우 우울증인 경우가 많다. 분노발작, 신체증상, 공포증 등으로 나타나는 예도 있고 모든 일에 냉소적으로 되거나 수동적일 수도 있다. 이 역시 '가면 우울증'에 해당되는데 우울 감정이 이러한 문제 행동의 이면에 숨어 있어서 찾아보기 어렵기 때문이다.

6) 산후 우울증

여성이 결혼을 하여 아기를 분만하는 과정에는 많은 변화들이 있다. 문화가 다른 두 집안 사이의 결혼, 새로운 식구들과의 만남, 실제 생활에 접하는 부부의 성격 차이는 물론 아기 엄마의 역할을 가지고 변신해야 하고 생리적으로는 호르몬의 불안정한 변화들이 따른다. 이들 중에 어디엔가 균형을 잃으면 이상과 현실의 차이, 상실감, 갈등 때문에 곧잘 우울증을 보일 수 있다. 아주 드물게는 출산 후에 부인 대신 남편이 우울증에 빠지는 수도 있다. 이 경우에는 물론 '산후 우울증'이라고 부르지는 않는다. 두 경우 모두 공식적인 병명은 주요우울증이다.

7) 주부 우울증

여성이 30대 중반이 되면 대개 결혼하여 아이가 하나 둘 있는 주부가 된다. 그리고 이때쯤이면 아이들이 어느 정도 자라 한시름 놓게 되는 시기이다. 그러나 곧 자녀 교육열과 가정 경제 사이에 현실적인 괴리를 느끼기 일쑤이다. 남편은 중진으로 안정되어도 심리-사회적 스트레스가 많고 이를 견디느라 힘들어하고 일벌레인 경우는 부부간의 애정을 확인할 시간조차 없이 짐스러워하며 무관심해지는 시기를 갖게 된다. 이때 개인적인 성장과 성취욕구를 만족하지 못한 채 고민하며 외로워하면서 앞서 언급한 우울 증상이 시작되면 나를 희생하고 헛살아 왔다는 생각이 들면서 점점 우울증이 심해지기 쉽다. 30대뿐 아니라 40대, 50대 모든 여성에게 해당된다.

8) 계절성 우울증

연중 햇빛의 변화가 많은 지역에서 주로 나타나는 장애로서 겨울철에 주로 우울증이 나타나고 반대로 햇빛이 많은 봄이나 여름에는 기분이 좋고 활동적으로 되는 경우를 말한다. 겨울이 길고 밤 시간이 유난히 긴 북유럽지역이나 안개가 많고 그만큼 흐리고 햇볕을 보기 어려운 영국을 상상하면 좋다. 겨울에는 어둡고 컴컴하며 마음마저 침울하고 우울증이 걸리기 쉽다. 비관하기 쉽고 자살하기 쉬운데 이런 경우도 광선치료 같은 현대 의학적인 치료의 도움을 받아 우울증에서 벗어날 수 있다.

9) 갱년기 우울증

갱년기는 월경이 끝나는 시기의 2~3년 전후의 시기를 말하는데 보통 45세부터 55세까지를 말한다. 월경의 변화로 기인되는 여러 가지 요인 중 특히 호르몬 작용의 변화, 임신할 수 있는 여성으로서의 자격 상실 등 여성으로서 위치가 점점 위태롭게 되는 때가 중년기이인데 이때 우울증에 걸리기 쉽다. 그러나 흔히 갱년기 증후군으로만 인식하여 호르몬 치료 정도로 그치는 경우가 많다. 산부인과에서 흔히 보는 갱년기 증후군은 이 우울증과는 다른 상태다. 갱년기 증후군이 있는 많은 여성 중에서 그 일부만 심한 우울 증상을 가지게 된다.

10) 빈둥지 증후군

중년기의 여성에게 많이 나타난다. 중년기 여성의 경우, 생활도 나아지고 안정되는 시기에 부모들은 노인이 되었고 자녀들은 성장하여 성인기로 접어든다. 남편은 직장 경력이 절정에 달하지만 부인은 내가 도대체 뭔가에 갈등하게 된다. 부모는 돌아가시거나 치매에 걸리고 남편은 직장 일에 밤새도록 일하거나 해외, 지방 출장이 잦아지고 자녀들은 군대, 기숙사, 해외로 떠난다. 이때 텅 빈집에 홀로 남아 마치 비어버린 새둥지에 홀로 남은 어미새처럼 허전한 마음으로 인생무상과 허무를 맛보게 되는 것을 '빈둥지 증후군'이라 한다.

11) 노년기 우울증

노년기에도 스트레스가 많다. 은퇴나 이별, 가족의 사망, 친구의 사망, 질병, 경제적인 곤란 등이 계기가 되어 마음의 상처를 입게 되면 우울증이나 조울증이 비교적 빠르게 시작되어 진행하는 경우가 많다. 노인들은 정서적인 우울보다는 신체 증상이 두드러지게 나타나고 혹은 치매처럼 기억력 저하가 심하거나 망상이 두드러진다.

정서적으로 우울하다는 것을 느끼거나 표현하지 못하는 반면에 신체 혹은 신체기관에 대한 망상이 흔하게 나타난다. 노인들은 소화가 안 되고 온몸이 아프다는 등 신체 증상을 주로 호소한다. 즉 가면우울증, 가성치매, 망상적 우울증으로 나타나게 된다.

문제는 대개의 경우 질병으로 보지 않는다는 것이다. 그래서 노인들이 자살로 인생을 마감하는 경우가 매우 많다. 신문지상에 흔히 나오는 노인의 자살 기사에서 우리는 우울증을 찾아 치료해야 한다는 지혜를 배워야 한다. 특히 지적 기능이 소실되는 예가 많아서 가성치매의 경우처럼 치매증상만 나타나는 경우도 있어서 환자의 가족과 의사 모두 주의 깊은 관찰이 필요하다.

12) 공격적 우울증

우울증하면 대개 기운 없이 누워 지내며 묻는 말에 대답도 잘하지 않는 의욕이 없는 예를 떠올리게 된다. 그러나 신경질적이게 되며 자신이나 타인에게 해를 가한다든지 물건을 부수는 등 폭력행사를 하기도 하고 전반적으로 대인관계가 공격적이거나 적대적으로 되는 양상을 보이는 것을 공격적 우울증이라고 한다. 분노나 증오에 의하여 일어나는 언행으로 볼 수 있으며 중요한 목표성취가 안되었을 때 좌절에 대한 반응으로 나타날 수 있다.

13) 외상 후 우울증

엄청난 사고나 사건으로 심리적인 충격을 받은 후에 흔히 발생하는 우울증을 말한다. 또한 뇌출혈, 신경손상, 교통사고 등으로 신체적인 손상이 있은 후에도 우울증이 발병하기 쉽다. 이 병에 걸리기 쉬운 위험인자들로 어린 시절의 외상 경험, 성격의 문제, 가족들의 지지도 부족, 유전-체질적인 취약성, 보상

심리 등을 들 수 있다.

14) 가성치매

노인에게서 나타나는 치매와 매우 비슷하다. 인지기능 장애가 두드러진다. 기억력도 떨어지고 집중력, 판단력도 떨어져 행동에까지 영향을 미치게 된다. 따라서 치매로 단정해 버리는 가족들이 많다. 진짜 치매가 아닌 가짜 치매라고 해서 가성치매라고 부른다.

특히 치매는 치료되지 않는다면서 치료는 물론 진단조차 포기하는 경우가 많다. 따라서 이러한 노인 우울증, 즉 가성치매에 관심을 가져야 할 것이다.

또한 치매와 우울증을 함께 가지는 경우도 있다. 치매도 치료와 더불어 더 이상 진행되는 것을 막아야 하지만 우울증은 반드시 찾아내고 치료해야 한다는 사실을 명심해야 한다.

15) 만성 불면증

주요우울증이나 기분 부전증 환자 중에는 불면증에 시달리는 경우가 많다. 이러한 불면증이 제때에 치료 회복되지 못하여 만성 불면증으로 진행하기 쉽다. 모든 질병은 초기에 발견하여 대책을 세우고 회복시켜야 한다.

16) 홧병(화병)

한국 사람들의 우울증의 특징은 신체적인 증상의 호소가 서

양사람보다 많다는 점이다. 문화적으로 '한(恨)'의 문화, 고부간의 갈등이 너무 심하다느니, 말 못하고 참고 살아왔느니, 이러한 문제들이 많아 한국인들의 특성으로 보는 경향도 있다. 특히 한국 여성의 경우 만성적인 두통, 소화불량, 가슴앓이, 통증, 마비 등 신체증상으로 나타나는 경향을 많이 보인다. 홧병(화병)이라고도 불리우는 이런 우울증도 심해지기 전에 치료에 임하는 것이 중요하다.

17) 은퇴 우울증후군

은퇴나 정년퇴직 이후에 가지게 되는 우울증을 모아 은퇴 우울증후군이라고 부른다. 증후군이라는 말은 진단이나 병명이 아니라 어떤 현상들의 집단을 칭한다고 보면 된다. 하던 일을 멈추는 상황 역시 스트레스라고 볼 수 있다.

젊어서 직업이 있을 때 어떤 때는 힘들고 지쳐서 며칠이라도 쉬었으면 할 때가 있겠고 마음에 맞지 않아 직장을 옮기기도 하지만 정작 일을 하지 못하게 되면 마음가짐이 달라진다. 늙었다는 표시이자 역할의 중지이며 상실감을 느끼게 되어 우울증으로 고통받게 된다. 이때 전문적인 대책이나 치료를 권하지만 약물치료만을 권하는 것은 아니다. 약물치료뿐 아니라 상담이나 정신치료, 인지치료, 가족치료 등 다양하게 접하여 생물, 심리, 사회적 문제들을 함께 해결해야 한다.

18) 성공 후 우울증(success depression)

흔히 좌절이나 상실 후에 우울증이 발병하는 데 반하여 바라던

바를 성취하고 성공하였는데 그만 우울증이 발병되는 경우를 말한다. 참으로 아이러니컬한 일이지만 가끔 이런 환자를 경험하게 된다.

어렵게 살 때는 병이 없이 지나갔는데 이제 살 만하니 병이 났다든지, 승진하여 부장이 되었다든지, 입시에 합격하여 원하던 대학에 진학하게 되었다든지, 남들에게 축하를 받았음에도 불구하고 우울증 증상을 보이며 고통받게 되는 경우를 칭한다. 이러한 상태 역시 좌절이나 상실 뒤에 오는 우울증과 공통점이 많아 치료를 통하여 벗어나야 한다.

19) 월경 전 불쾌장애

월경을 시작하기 며칠 전부터 (대개는 3일 전 내지 5일 전부터) 우울한 기분이 들며 불안하거나 짜증이 나며 배가 아프거나 젖가슴이 아프기도 하며 몸이 붓는 경우가 있다. 혹은 가벼운 도벽을 저질러 난처한 경우를 당하기도 하며 얌전한 여자가 난폭한 행동을 하는 등 황당한 경우도 있다.

월경이 시작되면 정상적으로 회복되며 매 월경마다 반복되는 경우를 월경 전 증후군이라고 한다. 이 때 일상 활동을 방해할 만큼 증상이 심하면서 우울하고 불쾌감을 가질 경우 월경 전 불쾌장애라고 한다. 월경이 시작되면 회복되기 때문에 일반적인 우울증하고는 다르다. 그러나 월경 전 며칠 동안 심한 고통과 우울함을 유발하기 때문에 전문적인 도움을 받아야 한다.

20) 우울 신경증

앞에 설명한 기분부전증의 또 다른 이름이다. 물론 우울 증상을 동반한 적응장애 혹은 스트레스 관련 우울증도 포함시킬 수 있다. 얼마 전까지는 가벼운 우울증을 신경증(노이로제)으로 보고 치료해 온 데서 비롯된 이름이다.

21) 가면우울증

가면우울증은 표면적으로는 우울 증상이 가려져서 잘 나타나 보이지 않지만 밑바탕 원인이나 역동은 우울증이므로 이들을 통틀어 가면우울증이라고 부른다. 소아 우울증이나 청소년 우울증 또는 노년기 우울증 중에 가성치매, 신체증상을 가진 우울증 등을 말한다.

22) 스트레스 관련 우울증

자기 자신이나 외부적인 주변 환경에 스트레스 사건들이 있을 경우 적응하고자 애쓰게 된다. 이때에 우울 증상이 나타나는 등 적응에 다소 곤란을 가져오는 경우에 적응장애로 부른다. 그러나 스트레스 사건들이 주요우울증을 유발하기도 한다. 스트레스 사건이란 주로 심리적으로 부담을 주는 일상적인 사건을 말하며, 이 외부적인 사건들을 유발인자라고 부른다. 물론 암이나 심장병 등 자신의 질병이 스트레스가 되어 우울해지기도 한다.

23) 내인성 우울증(멜랑콜리성 우울증)

신체적 증상이라 하는 것은 내인성(멜랑콜리성)이라 불리는 증상들로 정상적으로 즐거움을 주는 활동이지만 아무런 흥미를 못 느낀다. 정상적으로는 즐거움을 느낄 수 있는 주변 상황과 사건에 대한 감정 반응이 부족하다. 평소보다 2시간 이상 아침 일찍 깨어난다. 아침에 우울증이 더 심해지며 확실한 정신운동 지체 혹은 초조가 객관적으로 증명되었다. 심한 식욕의 감퇴, 체중 감소(지난 한 달간 체중의 5% 또는 그 이상 감소), 심한 성욕의 감퇴 등의 8가지 증상들을 말하며 이 8가지 증상들 중 4개 이상이 존재하면 내인성 우울증으로 진단한다.

24) 반응성 우울증

주요우울증이나 우울신경증 중에는 별다른 유발인자나 사건들이 없이 내적인 상태로서 발병되는 경우가 많다. 이에 반하여 외부적인 사건에 대한 반응으로서 발병하게 되는 경우 반응성 우울증이라고 한다.

25) 혼합형 불안우울장애

불안, 초조, 예민성 등 불안증상을 보이며 동시에 우울 증상을 가지는 경우 혼합형 불안우울장애라고 부른다. 실제로 많은 환자가 이에 포함된다.

26) 신체증상을 가진 우울증

우울증상의 일부로 신체증상을 나타내 보이는 경우가 많다. 흔히 체중감소, 식욕부진, 소화장애, 변비, 두근두근함, 두통, 전신쇠약, 피로 등을 보이며 일상생활에 지장을 주게 된다. 이럴 경우 우울증으로 생각하기보다는 내과 질병으로 생각하고 내과적인 검사들을 하게 된다. 다행히 모두 정상 소견을 보이면 내과적인 질병이 없다는 결과를 얻게 된다.

그러나 환자들은 병명이 없다고 오히려 답답해 하며 병을 찾지 못했다며 이 병원 저 병원을 돌아다니게 되는데 이것이 신체형 장애라는 정신과적인 질병이다. 흔히 신경성이라고 하며 이들 역시 주요우울증이 배경에 깔려 있는 경우가 많다. 우울증이 없다면 신체형 장애를, 우울 증상이 심하면 신체증상을 가진 우울증으로 진단한다.

27) 우울 증상을 동반한 적응장애

외부적인 주변 환경에 스트레스 사건들이 있을 경우 적응하고자 애쓰게 된다. 이때에 우울 증상을 나타내 보여 적응에 다소 곤란을 가져오는 경우를 적응장애라고 한다.

28) 애도반응

사랑하는 연인을 잃거나 부모님의 사망, 배우자의 사망 같은 큰일을 당하고 나면 슬픔에 젖고 식욕이 떨어지고 잠도 불편해지며 우울한 나날을 보내게 된다. 대부분 어느 정도의 기간이 지나면 회복되며 이는 정상적인 애도반응에 속하지 않는다. 정상적인 애도 반응은 대개 6개월이면 회복된다. 그러므로 6개월이 넘어도 애도반응이 계속되는 경우 그 상태를 점검해 보아야 한다. 그러나 심한 우울 증상이 있어 일이나 생활에 2개월 이상 지장을 줄 정도라면 주요우울증을 진단하며 치료를 필요로 한다.

29) 정신병 후 우울증

정신분열병을 앓는 환자들은 치료 후 어느 정도 회복이 되면서 우울 증상을 보이는 경우가 종종 있다. 이때 자살의 위험성도 높아지는데 이러한 우울 증상을 '정신병 후 우울증'이라고 부른다. '나는 재벌이다'라는 과대망상이 치료된 후 가난한 현실에 부딪치면서 우울증이 오는 경우가 이에 속한다고 볼 수 있다.

30) 고3병

많은 고교 3학년 학생이나 재수생들이 입시 스트레스로 인하여 우울증에 걸리곤 한다. 불안감, 절망적인 느낌, 식욕부진, 피로, 의욕저하, 집중력 저하, 기억력 저하 등을 보인다. 아울러 만성적인 두통이나 만성적인 소화불량, 변비, 뿌연 소변 등의 신체 증상을 가지며 약물남용을 많이 하게 되고, 심해지면 무가치감이나 죄책감에 시달리고 자살기도를 하기도 한다. 대부분 '입시만 없었더라면 괜찮았을 텐데'라고 생각하지만 사실은 입시를 준비하는 개인적인 문제요 생물학적 취약성이라고 볼 수 있다. 진단과 치료를 통해 많은 원인들을 찾아 극복하고 개인적인 문제들을 해결하여 우울증에서 벗어나야 학업능률도 올리고 웬만한 스트레스를 극복할 힘을 가질 수 있을 것이다. 고3병이 모두 우울증은 아니다. 소위 고3병으로 고통받고 적응이 곤란한 학생들은 입시 스트레스와 관련되어 적응장애를 포함하여 불안장애, 우울증 기타 신경증을 앓게 되며 일부는 정신분열병 등 그 질병이 다양하다. 최근에는 고3 뿐만 아니고 이러한 현상이 저학년으로 확대되는 경향을 보이고 있다.[6)]

6) 한국 우울증 연구소 http://www.mykdi.co.kr/bbs/zboard.php?id=c2&page=1&select_arrange=headnum&desc=asc&category=&sn=off&ss=on&sc=on&keyword=&sn1=&divpage=1

6 우울증의 증상

1) 신체 증상

우리나라를 포함한 동양 문화권에서는 우울증이 신체증상으로 표출되는 경향이 있다. 그래서 우울증 환자들은 대부분 우울한 기분보다는 식욕감퇴, 소화불량, 복부 불편감, 두근거림, 전신통, 두통, 불면증, 피로감 등의 신체증상을 호소한다. 어떤 사람은 기분은 괜찮은데도 몸이 여기저기 아파 내과에서 장기간 검사나 치료를 받는 경우도 있다.

(1) 수면 장애

잠이 오지 않는 것이 얼마나 고통스러운지 경험해 보지 못한 사람은 이해할 수 없다고 한다. 우울증 환자들은 거의 매일 불면에 시달리는데 쉽게 잠들지 못하고 자주 깨며 밤새도록 잠을 설치게 되고 설사 자더라고 꿈만 꾼 것 같다고 말한다. 이 때문에 수면장애를 겪는 우울증 환자는 아침에 기분이 더 가라앉고 저녁이 되면 조금 나아지게 된다. 또 반대로 사람에 따라서는 만사가 귀찮아 내내 잠만 자는 사람도 있다.

(2) 소화기 장애와 체중의 변화

식욕 감퇴, 소화 불량, 변비와 함께 현저한 체중 감소가 나타난다. 소화가 안되서 식사를 통 못하고 급격한 체중 감소로 내과에서 검사를 받아도 아무런 이상이 없어 우울증을 발견하는 경우도 종종 있다. 반대로 사람에 따라서는 우울증으로 폭식을 하고 많이 먹어서 체중이 증가하는 경우도 있다.

(3) 자율신경증상

우울증으로 호흡 곤란, 가슴이 답답함, 가슴이 두근거림, 머리가 무겁거나 두통, 현기증 등의 자율신경증상이 나타난다. 입이 마르고 소화 불량, 트림, 설사 혹은 변비 등의 소화기계 증상도 있다.

(4) 동통

이유 없이 온몸이 쑤시고 아프며 두통을 비롯하여 신체 여기저기에 통증을 호소하는 우울증 환자도 많다. 또 쉽게 피곤하고 거의 매일 피로와 에너지가 딸려 삶의 의욕과 활력을 상실하게 된다.

(5) 성욕 저하

성욕의 저하는 우울증에서 매우 일반적인 증상이지만 고령자나 성적 활동이 적은 미혼자의 경우에는 그 판단이 어렵다. 남성의 경우는 성적 불구까지 나타나 성기능 장애로 병원을 찾는 경우도 있고 여성의 경우 성욕 감퇴로 불감증이나 성교에 대한 혐오감이 나타나기도 한다.

2) 우울한 기분

이유 없이 기분이 침체되고 괜히 슬퍼지며 자주 울고 늘 찡그린 얼굴로 잘 웃지도 않는다. 기분 저하의 범위는 단지 기분이 우울한 가벼운 증상에서부터 자살에 이르기까지 매우 광범위하다. 삶에 대한 의욕이 없고 평소 즐거웠던 일이나 취미생활도 다 재미가 없어진다.

3) 자기 비하와 절망감

매사에 자신감이 없어지고 자존감이 낮아 스스로를 하찮은 존재로 여기게 된다. 자신의 삶을 실패한 인생으로 평가하며 무가치함과 염세주의적 생각이 빠진다. 자신은 누구에게도 아무런 도움이 못될 뿐 아니라 심지어 자신이 죽어야 남들이 편할 것이라는 생각을 하기도 한다. 타인이나 사회에 대해서도 부정적인 시각을 가지게 되는데 "아무도 나를 이해해 주지 않는다", "아무도 나를 도와주지 않는다"며 원망을 하게 된다. 일이 잘못될 경우에는 모든 것을 자신의 탓으로 돌리고 가족들에게 짐만 된다며 죄책감을 느낀다. 또한 희망이 없다며 절망감에 빠지고 앞날에 대해서도 부정적인 생각을 하기도 한다. 심한 경우 아무것도 가진 것이 없다고 여기는 빈곤 망상이나 불치병에 걸렸다고 믿는 망상을 가지기도 한다.

4) 집중력 저하와 우유부단함

사고의 진행이 억제되어 말이 느리고 생각이 잘 나지 않아 대화가 띄엄띄엄 중단되기 때문에 점차 말수가 적어지고 급기야는 입을 다물고 한 마디도 하지 않는 상태에까지 이른다. 책을 읽어도 머리에 들어오지 않는 등 집중력이 저하되고 한 가지 일에 몰두가 안 되어 평소 늘 해 오던 일을 수행하는데도 어려움을 느끼게 된다. 금방 했던 일도 잘 잊어버리고 미래에 대한 실패와 거절에 대한 두려움으로 무슨 일이든 결정을 못하고 우유부단해진다.

5) 행동의 지연 혹은 초조감

말이나 행동이 급격히 느려지거나(지연성 우울증) 반대로 사소한 일에도 지나치게 걱정을 하면서 이유 없이 불안하고 초조해져 안절부절못하는 모습(초조성 우울증)을 보이기도 한다.

6) 자살사고

우울증이 지속되면 자신이 죄가 많아 여러 사람에게 피해를 주고 있고 살아 있다는 것 자체가 고통스럽게 느낀다. 그래서 주위 사람들에게 죽음으로 사죄하고 하루빨리 이 세상에서 사라지고 싶다는 생각을 하게 된다. 절망감, 무력감, 외로움, 분노, 죄책감이 극도에 달하면 자살을 시도하게 되는데 가족을 비롯하여 평소에 가장 사랑하던 사람들을 죽이는 경우도 있다. 일반적으로 우울증 환자 5명 중 4명은 자살을 생각하며 6명 중 한 명은 실제로 자살을 기도한다고 한다.[7)]

---

7) 우울관리클리닉 홈페이지 http://www.baejy.com/smile/info3.asp

7 우울증의 치료방법

1) 약물치료

(1) 항우울제

많은 종류의 항우울제가 있는데 우울증의 유형에 따라 다양한 효과가 나타난다. 선택적 세로토닌 재흡수 억제제(SSRIs)와 삼환계 항우울제(TCAs), 단가 아민산화 효소억제제(MAOIs)가 가장 흔히 사용되는 분류이고 이 분류에 따라 약제의 작용도 다양하다. 만약 치료에 사용한 첫번째 항우울제가 효과가 없다면 다른 종류의 항우울제를 투여하는 것이 현명한 방법이 될 것이다.

(2) 신경안정제

신경안정제는 보통 일반 신경안정제와 강력 신경안정제로 분류된다. 일반 신경안정제(주로 벤조디아제핀 계통)는 보통 우울증의 치료에 큰 도움이 되지 않는다. 이 약제들은 중독성이 있으며 우울증을 더 악화시킬 수도 있다. 강력 신경안정제는 다른 약물에 의해 호전되지 않는 정신병적 우울증을 앓고 있는 환자들에게 매우 유용하다.

(3) 기분안정제

기분안정제는 특히 양극성 장애 환자들에게 매우 중요하다. 기분 변화의 정도와 빈도를 감소시키는 효과가 있기 때문에 양극성 장애와 우울증의 치료에 사용되며 리튬, 발프로에이트, 카바마제핀 등이 가장 일반적으로 사용된다. 때때로 우울증의 치료나 예방을 위해 항우울제와 기분안정제가 모두 사용되기도 한다. 또 어떤 사람들에게서는 증상이 좋아진 이후에도 일정기간 동안 약물을 꾸준히 복용하는 것이 필요할 수도 있다.

2) 심리적 치료

우울증에 대한 심리치료의 영역은 인지행동치료와 대인관계치료, 정신분석, 상담 등으로 이루어져 있으며 모두 약물치료에 대한 대안으로 사용되거나 혹은 약물치료와 병행해서 사용된다. 환자에 대한 철저한 평가를 통해 어떤 치료적 접근이 가장 효과적인지 결정하는 것이 중요하다.

(1) 인지행동치료(CBT)

① 전제조건

우울증으로 고통받는 사람들은 흔히 자신과 주변 환경에 대해 부정적인 시각을 가지고 있다. 이러한 부정적인 생각들을 모두 우울증의 증상으로 한정할 수는 없지만 이런 생각들은 개인의 삶 동안 지속적으로 영향을 미칠 수 있다. 환자들의 삶의 경험 중 대부분 혹은 전부는 부정적인 사고경향을 통해 왜곡된다. 그리고 그들의 사고 경향은 너무 완고해서 스스로 비이성적인 생각에 의한 판단오류임을 알아채기는 매우 어렵다.

② 목표

- 생각이 정서에 어떻게 영향을 미치는가를 알게 함
- 부정적인 사고는 하나의 습관인 것을 이해시키고 삶과 자신에 대해 덜 부정적인 사고를 하도록 함

③ 치료

- 치료자와 환자가 단독으로 만나거나 환자의 소규모 집단에서 이뤄짐
- 환자들의 부정적인 생각에 대한 논리적 증거를 찾도록 훈련함
- 주변의 삶을 보는 방식을 조절함
- 치료자는 치료기간 동안 과제를 줌
- 보통 6~10회 정도의 치료가 시행되지만 치료 횟수는 개인차가 있음
- CBT는 우울증 환자에게 매우 유용한 치료지만 일부의 환자들에게는 적합하지 않을 수도 있음

(2) 대인관계치료(IPT)

① 전제조건

우울증이나 우울증에 대한 취약성은 때때로 일이나 인간관계, 사회적 역할 같은 사회적 기능과 성격적인 측면의 영향을 받고 어려움을 준다.

② 목표

- 현재 개인의 삶에서 우울하도록 만드는 요인을 찾음
- 어떻게 장래의 우울증의 위험성을 높이지는 이해하도록 함

③ 치료

- 환자의 과거력에 대한 평가
- 환자의 대인관계에서의 문제영역을 밝히고 치료로 이끌어 내는 것
- 환자들이 깨달은 것을 확인하고 강화하며 장래에 생길 수 있는 우울증상을 밝혀내고 막을 수 있는 방법을 개발하는 것
- 12~16회의 치료를 시행

(3) 정신분석치료

정신분석치료는 치료자와 환자 사이의 관계를 재구성하는 장기적인 치료이다. 치료자와 환자 사이에 형성된 관계는 개인의 과거를 심도 있게 밝혀내고 어떻게 현재의 우울증을 일으키게 되었는지 알아내는 데 사용된다. 과거와 현재의 연결을 이해하는 것을 통찰이라고 하는데 통찰은 우울증을 회복시키고 재발을 막는 데 도움을 준다.

(4) 상담치료

상담치료는 광범위한 접근을 통해 개인의 문제해결을 도와주는 것을 목적으로 하고 있다. 예를 들면 직장과 가정 내에서 오랫동안 지속된 문제를 해결하거나 갑자기 발생한 심각한 문제의 해결을 도와주는 것이다(위기관리).

3) 전기경련요법

전기경련요법은 1934년 인공적으로 유발한 경련을 통해 정신

분열병의 여러 증상이 감소한다는 사실이 발견되면서부터 발전하기 시작했다. 이후 정신의학이 발전하면서 전기경련요법이 많은 신경전달물질을 조절하고 특히 항우울제 치료의 효과와 유사하게 뇌의 변화를 일으킨다는 사실이 밝혀지면서 우울증의 유용한 치료 방법 중 하나로 사용되었다. 그럼에도 불구하고 잘못된 인식 때문에 많은 사람들이 전기경련요법을 받기를 꺼려하거나 자신의 친지들에서의 치료결정을 망설이게 된다.

전기경련요법은 우울증의 치료에서 중요한 역할을 하고 있으며 특히 다음과 같은 유형에서 더욱 중요한 치료법으로 사용된다.

- 정신병적 우울증
- 자살 위험성이 높은 심각한 우울증 환자나 질환이 너무 심각하여 음식이나 약을 먹는 것조차도 하기 힘들 때
- 위험한 상태의 조증
- 심각한 산후 우울증

일시적으로 약간의 부작용이 있을 수도 있지만 전기경련요법은 상대적으로 매우 안전한 치료이다. 그리고 치료를 시작하기 전에 마취제가 사용되기 때문에 심하게 불쾌감은 느끼지 않는다.

4) 경두개 자기치료

전기경련요법의 대안으로 경두개 자기치료가 있다. 경두개

자기치료는 신경과 의사들에 의해 치료와 진단에 모두 사용되어 왔다. 환자 머리의 옆에 위치한 코일에서 자기장이 생성되며 이것은 뇌의 특정부위를 자극하게 된다. 전기경련요법과는 달리 이 치료는 마취가 필요 없고 경련이 발생하지도 않는다.

이 치료방법에 대해서는 아직 명확하게 밝혀지지 않았지만 많은 연구들이 이루어 지고 있다. 경두개 자기치료가 전기경련요법 정도의 치료효과를 보여줄 수 있다면 다양한 기분장애의 치료에 획기적인 발전이 될 수 있을 것이다. 그러나 아직 그 유효성에 대한 명확한 증거는 밝혀지지 않았다.

5) 자가치료와 대체요법

현재 다양한 자가치료방법과 대체요법이 알려져 있는데 이들은 단독으로 사용되기도 하지만 다른 생물학적 치료나 심리적 치료와 함께 사용되기도 한다. 다른 생물학적인 치료와 함께 사용하였을 때는 도움이 될 수 있지만 생물학적 성향의 우울증인 경우 이런 치료가 단독으로 사용되었을 때 거의 효과가 없다.

다음의 방법들이 우울증의 치료에 도움이 된다.

- 명상
- 이완
- 균형잡힌 식사
- 술과 약물 피하기
- 운동
- 독서요법
- 요가
- 아로마치료
- 마사지치료
- 침술

6) 경과와 예후

대부분의 우울증상은 완전히 회복되며 적절한 치료를 받으면 5명 중 4명은 회복하는 것으로 알려졌다. 그러나 일부에서는 경도의 우울증상이 지속되기도 하고 재발이 반복되는 경우도 있다. 특히 처음 우울증을 앓은 이후 충분한 기간 치료를 받지 않으면 6개월 이내에 25%, 2년 이내 50%, 5년 이내 75%까지 재발한다. 치료를 받다가 중단했을 때 재발하는 경우가 많고 재발이 반복될수록 우울증을 앓는 시기가 길어지며 정상적인 생활을 하는 시기가 짧아진다. 또 우울증 환자의 10~15%가 자살을 시도하게 된다.

우울증은 적절히 치료를 받는다면 예후가 좋은 질환이지만 방치할 경우에는 여러 가지 심각한 결과들을 가져오기 때문에 우울증에 대한 지속적인 관심과 예방이 필요하다.[8)]

8) 보건복지가족부 지정 우울증 임상연구센터
http://smileagain.or.kr/home/depresstion/treat01.asp?page_num=1

8 우울증의 예방

우울증 예방에서 가장 중요한 것은 자신의 신체를 잘 돌볼 줄 알아야 한다는 것이다. 신체의 건강을 증진시킬 수 있는 대부분의 방법들이 정신건강에도 좋은 영향을 미칠 수 있다는 사실을 명심해야 할 것이다.

1) 규칙적인 운동을 하자

우리 신체는 유산소 운동을 통해 엔돌핀이라는 물질을 만들어 낼 수 있는데 엔돌핀은 우리 몸에서 자연적으로 만들어 내는 항우울제이다. 수영, 달리기, 에어로빅뿐만 아니라 단순히 빠르게 걷기를 통해서도 놀라운 효과를 얻을 수 있다.

2) 영양을 잘 섭취하자

특히 비타민과 미네랄을 잘 섭취하는 것은 우울증의 예방에 도움이 된다. 비타민의 결핍은 우울증을 일으킬 수 있을 뿐만 아니라 신경학적인 문제와 빈혈도 일으킬 수 있다. 또한 비타민은 스트레스와 싸우고 있는 면역기능을 강화시키는 데 도움을 주기도 한다. 노인의 경우 비타민과 미네랄이 결핍되면 우울증이 일어날 뿐만 아니라 인지기능도 같이 감소하게 된다. 어떤 보약이나 영양제보다 규칙적인 식사가 더 중요하다는 것을 잊으면 안 된다.

3) 술과 카페인, 담배 등을 줄이자

술과 카페인, 담배는 에너지를 결핍시키고 우울증을 일으킬 수도 있다. 술은 우울증에서 가장 흔히 처방될 수 있는 '진통제' 같은 것이다. 술은 사회적으로 용납이 되기 때문에 쉽게 구할 수 있고 많은 사람들이 술을 마시는 데 부담감을 느끼지 않지만 뇌에서는 분명 안정제로서의 역할을 한다. 술을 통해 짧은 기간 동안 마음이 편해지고 기분이 좋아질 수는 있지만 일정 시간이 지나면 역으로 우울한 기분을 더욱 심하게 한다. 정신적인 어려움을 이기고자 술을 습관적으로 복용하는 사람들은 술의 부작용이 더욱 심하게 나타나게 된다. 뿐만 아니라 흡연에 관한 연구에서도 흡연자가 비흡연자에 비해 3배 이상 더 우울해 한다는 보고가 있다.

4) 부정적인 생각을 버리자

특히 이런 생각에 습관이 되어 버린 사람들은 더욱 그렇다. '나는 실패자야', '아무도 나를 이해하지 못해', '인생은 공평하지 않아' 등의 많은 습관적인 부정적인 생각들은 자기파괴적인 습관을 만들어 내고 우울증을 일으키게 된다.

자신이 부정적인 생각에 빠져 있다는 것을 깨닫게 되면 그 굴레를 즉시 깨어 버릴 수 있는 자신만의 방법을 가지고 있는 것이 좋다. 심호흡을 한다든가, 물을 마신다든지 많은 방법들이 있고, 한 가지로 되지 않는다면 이것이 될 때까지 계속 다른 방법들을 사용해 보는 것이 좋다. 긍정적인 생각은 우울증의 예방에 있어 핵심적인 요소이다.

5) 취미를 가지자

요가나 명상, 태극권, 그리고 그림, 춤, 요리 같은 능동적으로 참여할 수 있고 자신을 표현하고 즐길 수 있는 취미생활은 모두 우울증의 예방에 큰 도움이 된다.[9)]

---

9) 보건복지가족부 지정 우울증 임상연구센터 http://smileagain.or.kr/home/depresstion/prevention03.asp?page_num=3

제2장

우울증의 증상과 해결방법

1. 산부인과 의사에게 묻다
2. 정신과 의사, 신경내과 의사에게 묻다
3. 산부인과와 정신과의 제휴
4. 임상심리사에게 묻다

제2장

우울증의 증상과 해결방법

1 산부인과 의사에게 묻다[10)]

1) 진찰하는 과를 알 수가 없다

'폐경을 생각하는 모임'의 전화 상담에서는 70퍼센트 가량이 불안이나 우울, 불면, 초조, 무기력 등 소위 정신적인 면에 대한 상담이거나 고백이었다. 병원에서는 좀처럼 들어주지 않았던 말도 이 모임에서는 20~30분 정도의 시간을 할애하여 들어준다. 상담자들은 자신의 상태를 정확하게 파악하지 못하고 무언가 상태가 좋지 못하며 아무것도 할 의욕이 없으며 도대체 어찌할 바를 모르고 있었다. 원래 게으름뱅이는 아니었는데 매일 아무것도 하고 싶은 마음이 없어서 멍하게 있다고 호소한다.

일어나는 것도 괴로워서 드러누운 채로 전화를 건다는 사람도 있고 자기 혼자서는 외출할 수도 없고 병원에도 갈 수 없을 정도로 증상이 심한 사람이 적지 않다. 전화를 걸어오는 사람

10) http://smileagain.or.kr/home/depresstion/prevention03.asp?page_num=3

들의 다수가 자신이 어떻게 된 건지 알고 싶다, 갱년기에 관한 책을 읽으면 자신의 증상과 같은데 자신이 갱년기인지 확인하고 싶다, 대체 어디에 상담하러 가면 좋을지 알려 주라, 뭐가 뭔지 모르겠다, 어디에 가면 해결할 수 있는지 방법을 알려 달라 등 여러 가지 사연이 많다. 이곳 모임에서는 호소를 들은 뒤 상담자들이 원하면 그들의 자택에서 가장 가까운 의료기관을 안내하고 있다. 또한 갱년기 여성의 높은 삶의 질을 위해서 의료기관이나 행정에 대한 개선책을 적극적으로 제안하고 있다. 그런데 정신적인 증상에 대한 호소가 상담자의 70퍼센트라는 높은 수치를 나타내는 것은 무엇 때문일까?

우선 우울증이나 불안감에 고통받는 갱년기의 여성이 늘고 있다고 본다. 또한 갱년기에 대한 이해가 충분하지 않은 점도 들 수 있다. 즉 우울증이 냉증, 발열, 땀이 남, 가슴 떨림 등과 같은 정도로 갱년기에 있기 쉬운 증상으로 충분히 알려져 있지 않기 때문이다. 또 가벼운 우울증은 병원에 가면 어디에서나 정확하게 진단해 주냐고 하면 반드시 그렇지도 않다. 산부인과를 찾아가도 갱년기의 신체적 장애는 치료하지만 정신적인 장애에 대해서는 전혀 치료하지 않는 의사도 많은 것 같다. 갱년기 의료가 까다로운 것은 자율신경 실조에 의한 증상뿐 아니라 신경증적 증상도 많이 보이고 우울증 등의 정신질환도 많이 보여지는 점이다. 그것이 사태를 더욱 혼란시키는 결과가 되고 있다. 가령 우울증을 갖고서 가슴떨림을 호소하는 사람은 많지만 순환기과에서 심전도 검사를 해도 이상이 나오지 않는 일이 있다. 또한 가슴떨림이 있고 괴롭다고 하는 환자들의 호소로 협심증의 의심이 있다고 해서 니트로글리세린을 처방하는 의사도 결코 적지 않다. 사실은 니트로글리세린보다 정신과 계통의 약이 필요할지도 모르고 호르몬 요법이 적당한지도 모르는데 순환기 전공의사에게는 그 증상의 뒤에 우울이 숨어 있는 것을 알아낼 수가 없다. 그것은 정형외과나 이비인후과, 소화기과 등 다른 과에서도 마찬가지이다.

20여명의 무기력증 여성들을 대상으로 조사를 실시하였는데 겨우 20명뿐이었음에도 그 치료 방법은 천차만별로 20명이 20가지 방법으로 회복의 길을 찾고 있었다. 즉 정신과로의 입원과 통원 치료로 회복한 사람, 호르몬 요법으로 치료한 사람, 정신과 약과 호르몬 요법을 병행해서 좋아진 사람, 심리사와의 상담과 집단요법을 짝지어서 건강을 되찾은 사람, 정신과 약으로 효과를 못 보았지만 호르몬 요법으로 회복의 발판을 잡은 사람 등. 하지만 정신과와 신경과, 호르몬 요법 등 모든 방법을 시도해 보았지만 완전하게는 치료하지 못하고 갱년기에서 노년기에 들어가면서 15년 이상 주기적으로 우울 증상이 반복된다고 하는 상태가 계속되고 있는 사람도 있다.

치료의 방법이 이만큼 다양하다고 하는 것은 무엇을 의미할까. 간단하게 말하자면 갱년기 우울증의 치료는 한 가지만으로 효과가 있지 않는다는 점이다. 갱년기 정신증상의 치료법에 대한 접근 방법은 크게 세 가지로 나눌 수 있다. 즉 산부인과, 정신과, 신경과이다. 한 가지 방법으로 치료되는 케이스도 적지 않지만 증상의 정도에 따라서는 산부인과와 정신과 혹은 산부인과와 신경과를 병행해야 하는 케이스도 있다. 또 여기에 상담 치료도 간과할 수는 없다. 무기력증으로 고통받는 환자들이 정기적으로 모여서 대화를 하는 것은 약에 의존하는 치료와는 달라서 대화를 거듭하면서 점차적으로 건강을 회복할 수 있다.

2) 가벼운 우울증은 호르몬 보충 요법이 효과적

우울증으로 산부인과에서 치료받는 갱년기 여성이 최근 늘고 있다. 그 이유의 하나로 호르몬요법이 효과가 있다는 사실이 매스컴 등에서 보도되고 있기 때문이라고 생각된다. 또 여러 가지 고통을 호소해서 진찰받는 사람 중에는 실제로 우울증을 갖고 있는 사람이 적지 않다는 점도 들 수 있다. 그러면 산부인과에서는 어떤 치료가 행해지고 있을까. 또 호르몬 요법은 어느 정도 갱년기 우울증에 효과가 있을까.

호르몬요법과 안정제를 같이 병행하거나 호르몬요법에 상담을 병행시킨 것이 좋았다고 하는 경우도 있다. 갱년기 우울증이 호르몬요법만으로 치료되기도 하나 그렇게 간단하지는 않다. 갱년기증상 치료에 호르몬요법을 적극적으로 도입하여 때로는 한방도 병행하면서 치료하는 경우도 있다. 가벼운 우울증이라면 호르몬요법으로 치료되는 사람도 적지 않다. 단, 갱년기 장애로 병원을 찾는 환자 중에는 우울증이 심한 사람도 있어서 정신과에 소개하고 있다. 그 기준으로는 아무것도 하기 싫거나 잠을 잘 수 없다, 식욕이 없다 등 우울증의 호소가 강한 환자들이다. 그 경우 초진으로 증상이 심하다고 판단된 사람, 혹은 그 정도로 중증은 아니지만 정신과의 치료를 병행하는 편이 치료가 빠르다고 진단되면 곧 정신과에 가도록 권유된다. 단, 본인이 정신과에 가는 것을 동의하지 않거나 스트레스로 느끼는 사람은 잠시 호르몬요법으로 상태를 관찰한다.

호르몬요법으로 2~3개월 치료해도 좋아지지 않는 사람에게는 시간을 두고 설득하여 정신과 진료가 권유된다. 산부인과 의사의 방침은 정신과 치료를 권유하는 한편 호르몬요법의 병행을 기본으로 하고 있다. 여성은 호르몬의 균형이 무너지면 우울증을 일으키기 쉬운 것으로 추정되고 있다. 여성과 호르몬은 떨어질 수 없고 여성에게 우울증이 많은 것은 호르몬의 균형이 무너짐에 기초한 것이 아닐까. 그 예로서 산후 우울증을 들 수 있다. 이것은 출산 후 여성 호르몬의 이상 분배가 원인이라고 일컬어지고 있다. 그래서 정신과 약으로 기분을 안정시키거나 수면을 취할 수 있도록 하는 것이 필요하지만 호르몬요법으로 여성호르몬의 밸런스를 조절함으로써 여성의 기초체력을 향상시키는 치료가 효과적이라고 생각되고 있다.

호르몬요법은 갱년기증상이나 장애치료에 가장 효과가 있는 치료법으로서 주목받아 왔다. 여성은 폐경기가 오면서 난소기능이 정지되고 그 역할을 끝내지만 그 이전부터 난소에서 분비되는 여성 호르몬이 저하하기 시작하는 것이 원인이 되어 호르몬 균형이 흐트러지기 시작하고 그에 따라서 자율신경계의 중추를 담당하는 시상하부도 타격을 받을 우려가 있다. 그 결과 시상하부의 영향을 받고 있는 여러 가지 기관에 혼란이 오고 두근거림이나 발작, 냉증, 화끈거림이라고 하는 자율신경 실조에 따른 고통을 받게 되는 것이다. 또 시상하부에는 감정중추도 있기 때문에 신체의 증상만이 아니라 정신적으로 고통을 느끼는 일이 있어도 놀랄 만한 점은 아니다.

갱년기에서 볼 수 있는 증상에 우울증이나 초조함, 불면증 등의 정신증상이 적지 않은 것은 이것이 하나의 이유라고 생각되고 따라서 갱년기 정신증상의 개선에 여성 호르몬을 보충하는 치료법이 사용되고 있는 것은 설득력이 있다. 단, 문제는 갱년기에 생기는 우울 증상은 호르몬 밸런스의 붕괴만이 원인이 아닌 케이스가 많다는 점이다. 환경적 스트레스, 기질적 문제

등도 서로 뭉쳐 있다고 생각되고 있다. 환경적 스트레스가 큰 사람, 기질적으로 우울해지고 쉬운 사람 등 원인이 다소의 차이를 가지고 혼합되어 있다. 호르몬요법만으로 완전히 치료되지 않는 것은 이 때문이다. 따라서 호르몬요법만으로 치료된 사람이 있는가 하면 환경적 스트레스를 개선하기 위해 상담치료의 병행이 불가결한 사람, 안정제가 잘 듣는 사람, 한방이 효과적인 사람 등 여러 가지 케이스가 있다.

단, 증상의 개선을 위해서 정신과 치료제만으로 치료하는 것보다 여기에 호르몬요법을 병행해서 치료하면 약을 많이 사용하지 않고서도 치료될 수도 있고 회복 시간이 단축될 수 있다. 실제로 외출을 싫어하던 사람이 호르몬요법을 시작하고서 외출을 하게 되었고 식사 준비도 할 수 있게 되었다, 밥을 맛있게 먹을 수 있게 되었다와 같이 증상이 점점 개선되어 이전의 일상생활로 돌아간 환자들은 적지 않다. 또 정신과에서 수년간 치료받아도 좀처럼 좋아지지 않아 산부인과 의사를 찾아와서 시험삼아 호르몬요법을 받았더니 바로 나았다는 환자도 한두 사람이 아닌 것 같다.

3) 갱년기의 건강을 염두에 두고 치료를

호르몬요법의 제1인자라고 일컬어지는 산부인과 의사인 A씨는 '갱년기 우울증 환자를 많이 진찰하고 있습니다만 갱년기 우울증에는 갱년기에 대한 치료를 하는 것이 최선이며 이것을 염두에 두고 있으면 도움이 되는 여성은 많다고 봅니다'라고 충고하고 있다. 우울증은 어깨 결림이나 화끈거림, 발작 등과도 같을 정도로 갱년기에 흔한 증상이라고 한다. 그러나 갱년기에 따른 증상이 생기면 환자들은 대부분 갱년기 전문 의사를 처음부터 방문하는 경우는 없고 내과나 신경과에서 진찰받기 쉽다. 그곳에서는 우울증을 호소하면 거의가 정신신과 계통의 약을 처방한다. 즉, 우울한 기분에는 항우울제, 불면에는 수면제, 두통에는 두통약이라 할 정도로 어디까지나 대응요법밖에 없는 것이다. 우울증 치료를 포함한 갱년기 치료는 폐경 전후부터의 장기적인 건강관리도 고려한 치료가 중요하다고 할 수 있다.

클리닉을 찾는 갱년기 장애 환자를 살펴보면 많은 사람들이 너무도 쉽게 정신과 계통의 약으로 처방되고 있는 것에 놀랍다고 A씨는 말한다. 갱년기 의료에서는 약물의 치료와 함께 환자의 이야기에 신중히 귀를 기울이는 노력이 불가결합니다. 이것은 의사만이 아닌 환자에게도 해당합니다만 50세 전후에 증상이 나타났을 때 갱년기를 염두에 둔다면 증상이 심해지기 전에 치료할 수 있음을 강조하고 있다.

호르몬요법이 갱년기 장애의 획기적인 치료법이라고 하는 것은 의심할 여지가 없다. 그 효능은 치료법이 맞는 사람에게 있어서는 실로 '마법의 약' 이라고 하는 말이 과장이 아닐 정도로 극적으로 증상은 개선되었다고 한다. 단 우울증을 포함한 정신증상의 개선이라는 점에 대해 말한다면 유감스럽게도 호르몬요법만으로 몰라보게 효과를 거두었다고 대답하는 사람은 신체증상 만큼 그리 많지는 않다. 호르몬요법의 효과보다 남편이 다정하게 대해 주었다, 카운슬링이 좋았다, 집단요법으로 건강하게 되었다 등의 이야기가 많았다. 그러나 그런 사람들의 말을 듣고 있으면 의사가 말한 '체력의 향상'이 효과가 있지 않은가 하고 생각되어지고 있다. 가령 '안정제를 먹으면서 집에 틀어박혀 있었는데 호르몬요법을 시작했더니 외출해 볼까 하는 기분이 생겼다. 그 결과 조금씩 외부로부터 자극을 받음에 따라 이전의 생활로 돌아갈 것 같은 자신이 생겼다.'라는 예를 볼 수 있다. 갱년기장애 치료는 두근거림, 냉증, 화끈거림, 발작이라고 하는 전형적인 신체증상에 한하지 않고 우울이나 불면증, 정신적 증상에 대해서도 먼저 산부인과에서 진단 후 호르몬요법을 시도한다. 그 뒤에 증상이 개선되지 않을 경우에 다른 치료 혹은 다른 과에서 진료를 받으면 헛되지 않다고 하는 것이 호르몬요법을 추진하는 의사들의 생각이다.

호르몬요법은 갱년기장애 치료도 하면서 폐경 후의 여성의 건강을 위협하는 골다공증, 고혈압, 혹은 알츠하이머병 등의 예방에도 효과가 있다. 그래서 갱년기 여성의 건강 전체를 생각했을 때 우울증만을 치료해서는 안 되고 갱년기부터의 여성의 건강유지를 염두에 두면서 치료하는 것이 더욱 효과적이며 갱년기 이후의 삶의 질 향상에도 도움이 된다. 기본적으로는 갱년기 자율신경실조 치료의 제일선택은 호르몬요법이라는 생각에 찬성하고 있다.

4) 갱년기 근심에는 세 가지 원인이

그러나 그것과는 다른 입장을 취한 산부인과 의사도 있다. "호르몬요법을 하고 있지 않은 것은 아닙니다. 그러나 호르몬요법으로 증상이 없어진 경우는 그리 많지 않다고 하는 것이 결론입니다." 조사에 의하면 호르몬요법으로 효과가 있는 것은 갱년기 장애를 호소하는 환자들의 약 3분의 1이고, 나머지 3분의 2는 효과가 없다고 한다. 여성의 라이프사이클 중에서 폐경 전후는 신체적, 환경적 측면에서 가장 변동이 큰 시기라고 할 수 있다.

이 시기의 여성에 문제가 발생하는 것은 크게 3가지 원인이 있다. 하나는 폐경에 의한 내분비학적 요인, 즉 여성 호르몬의 결여이고 두 번째는 주변의 환경에 의한 스트레스로 아이들의 자립에 의한 '허무 증후군'이나 부모 부양에 따른 상실감 등의 체험이 심신에 큰 스트레스를 주어 이것이 신체의 문제가 되어서 나타나거나 우울증 등의 정신질환을 일으키는 것이다. 세 번째는 당사자의 성격적인 요인으로 가족, 혹은 직장을 우선하여 희생적으로 행동하는 사람, 착실하여 사회질서를 중요하게 여기고 남의 이목을 중요시하는 여성이 갱년기에 문제가 생기기 쉽다고 한다.

그리고 증상의 호소는 실로 다양하고 더구나 여러 가지의 증상이 복합적으로 나타나고 있다. 게다가 환자가 호소하는 자각 증상에 대해서 그것을 설명할 수 있는 기질적 질환이 없기 때문에 옆에서 보기에 이해하기 어려운 경우도 많다고 한다. 그 특징을 살펴보면 호소가 주관적이고 호소하는 증상이 많고, 자각증상이 강하면 타인은 알기 어렵고 시간에 따라 증상이 변한다는 것이다.

이러한 증상으로 외래진료를 받는 갱년기 환자들을 진찰하면 여성 호르몬이 원인으로 문제를 일으키고 있는 사람뿐만 아니라 신경내과나 정신신경과 영역이라고 보여지는 사람이 상당히 많이 존재한다고 지적한다. 모 의과대학 산부인과를 방문한 환자들을 분류해 보면 피로나 권태감, 식욕부진, 변비, 두통, 수면장애라고 하는 자율신경 실조증이 전체의 4.4%, 어깨 결림, 마비, 얼굴에 열 오름, 상기, 전신 권태감, 무력감, 어지러움 등 여성 호르몬을 원인으로 하는 갱년기장애가 34.3%, 심신형 갱년기장애가 11.6%를 차지하고 있다.

심신형 갱년기장애라는 것은 상기, 두근거림, 권태감, 불면 등 갱년기 장애가 최근의 심리적인 스트레스에 의해서 일어난 것을 말한다. 중요한 것은 감정 장애나 불안 장애 등 정신질환이 전체의 49.5%를 차지하고 있는 점이고 그 중에서 가장 빈도가 높은 것은 감정 장애로 전체의 28.1%. 다음이 불안 장애로 13.7%. 감정 장애와 불안 장애만으로 전체의 41.8%라는 높은 비율을 차지하고 있다.

불안 장애란 막연한 강한 불안감이 발작적으로 나타나는 질환을 말한다. 어려운 것은 갱년기에서부터 폐경기에서 흔히 볼 수 있는 정신질환과 호르몬이 원인이 되는 갱년기장애의 임상적 증상은 비슷하다는 점이다. 전형적인 갱년기증상의 어깨 결림, 마비, 상기, 전신권태감, 탈력감, 어지러움 등은 우울증, 가면우울증 혹은 불안장애에 있어서도 나타나는 빈도가 높은 증상이다. 그러므로 최초의 확실한 진단이 필수적인 것이다. 가령 화끈거림이 여성호르몬 결여에서 온 증상인 것인지 가면우울증인지 판단하는 데에는 환자의 생활배경에 큰 스트레스가 있는지, 우울해지기 쉬운 성격인지 아닌지 등으로 판단한다. 어느 쪽인지 모를 때에는 시험삼아 항우울제를 투여해 본다.

이 때 호르몬요법을 시험해 보는 것만이 아니라 먼저 항우울제를 투여하는 것은 무엇 때문일까. 우울증은 '이 사람이 우울증일지도 모르겠다'라고 의심하지 않으면 시기를 놓쳐 버리기 때문이라고 한다. 어떤 경우에는 신체증상의 그늘에 숨어 발견하기 어려워 항우울제를 투여한 뒤 효과가 있어 처음으로 우울증이라고 알 수 있는 환자도 적지 않다.

이 점에 대해서는 병원 신경내과 의사는 이렇게 설명하고 있다.

'환자들이 호소하는 증상만 주목해서 우울증이라 생각하지 않고 환자를 진료하면 우울증은 간과하기 쉽습니다. 가령 환자가 가슴이 답답해서 괴롭다거나 땀이 심하게 난다고 호소하고 있어 진찰시에 그 증상이 좋아졌는지 어떤지에만 주목하고 있어서는 아무리 시간이 가도 우울증은 찾아낼 수가 없다. 따라서 일을 할 마음이 있습니까? 식욕은 어떻습니까? 체중의 감소는 없습니까?라는 질문을 하는 등 정신적 증상의 체크에 의한 접근에 의해서 환자 자신이 느끼지 못하는 증상을 발견하는 노력이 필요하겠지요.'

5) 약물과 심리요법의 병행은 필수

그러면 갱년기의 근심, 특히 정신증상에 대해서는 어떤 치료를 하고 있을까. 진단에서 과거의 병명, 성격, 라이프 이벤트 등과 함께 증상이 나타난 원인 등을 포함한 환자들의 전체 상태에 대한 파악이 필요하다고 한다. 어떠한 신체 증상이 있는가, 불안이나 우울증상이 있는지, 여성호르몬은 어느 정도 감소하고 있는가, 허무증후군이나 부모와의 사별 체험 등의 환경적 스트레스는 어떤가, 어떠한 성격인가, 이러한 질문이나 검사 혹은 심리 성격 테스트를 통해서 그 중에서도 가장 큰 스트레스의 요인은 무엇인가를 찾아내는 것이 포인트가 된다. 즉 치료의 기본은 먼저 환자를 잘 아는 것에서부터 출발한다는 것이다. 그 뒤에 약물요법과 심리요법을 행한다. 이 중 어느 것 하나가 빠져도 충분한 치료효과는 나오지 않는다. 특히 환자의 호소에 귀를 기울여 고통을 공감하여 그 괴로운 마음을 받아들인다. '수용, 공감, 지지'라고 하는 심리방법을 병행하는 것이 중요하다.

약물요법으로서는 호르몬요법, 한약, 항우울약, 항불안약, 말초순환 개선약, 자율신경조정약 등 다양하다. 심리요법에서는 환자들이 갖고 있는 스트레스를 인식시켜 발산시키고 스트레스에 대한 대처법을 학습해서 라이프스타일을 고쳐 나가는 것 같은 지도도 하고 있다. 그때에는 결코 의사 자신의 인생관이나 가치관을 주입해서는 안 된다. 환자들과 함께 생각하며 환자들의 자아를 존중하고 환자들 자신이 느낄 수 있도록 지도하는 것이 중요하다. 이러한 치료법을 행하기 위해서는 산부인과만의 지식으로는 커버할 수 없다. 정신과, 신경내과 그리고 카운슬링 영역의 지식이 불가결하다. 우울을 포함해서 갱년기장애는 빠르면 2~3주간으로 회복할 수 있으나 그 중에는 소수이지만 길게 끄는 환자도 있다. 그 이유로서 약을 도저히 먹지 않는 사람이나 의사와의 신뢰관계를 갖지 않고 자기가 치료방침을 결정해 버리는 사람은 좀처럼 낫지 않는다고 한다.

2 정신과 의사, 신경내과 의사에게 묻다

1) 정신과의 갱년기 우울의 진단이란?

갱년기 우울증이 되어서 정신과에서 진료를 받는 사람은 결코 적지 않다. 그렇다고 하지만 실제로 이야기를 들어보면 정신과 진료를 받을 때까지는 저항감이 강했다고 털어놓는 사람이 많은 것도 사실로 산부인과, 갱년기 외래진료보다 몇 배나 문지방이 높다고 한다. 정신과는 내과나 외과, 정형외과 등과 같이 질병치료를 하는 곳이다. 그럼에도 불구하고 특별취급을 받고 있는 경향이 있다. 그것의 하나는 정신장애자에 의한 범죄 보고의 영향이 있는지도 모른다. 또 역시 실제로 해 보지 않은 미지의 장소라고 하는 무서움도 있다. 혹은 '마음의 병'이라고 하는 이미지가 불안을 끌어올리는지도 모른다. 그러나 정신과는 갱년기 정신증상의 개선에 효과적이고 가벼운 우울 증상은 정신과약으로 간단하게 치료된 케이스는 적지 않다.

그러면 정신과에서는 갱년기의 우울을 어떻게 진단하며 어떠한 치료가 행해지고 있을까. '정신과에서는 정신과의 우울과 갱년기의 우울증이라고 하는 분리는 기본적으로 하지 않습니다. 치료하는 데 가벼운지 중증인지로 나누어서 생각하므로 가령 갱년기 우울이라도 가벼운 증세라면 내과나 정신과의사가 가벼운 안정제를 처방하는 것으로 좋아지겠지요. 단, 심한 증상의 경우에는 내과나 산부인과에서는 무리이고 정신과가 아니면 취급할 수 없습니다. 치료의 폭은 상당히 넓다고 봅니다. 덧붙

여서 우울증이라는 의학적 전문용어는 기본적으로는 '우울병'과 동의어입니다. 단, 이는 어디까지나 기준이며 이것에 맞지 않는 경증의 사람도 적지 않습니다. 그렇기 때문에 환자들의 표정이라든가 말투로써 경험적으로 진단하는 것이 중요해집니다. 특히 '갱년기 우울은 비교적 경증이 많기 때문인지 정신증상이 강하게 나타나는 분은 적습니다'라고 같은 정신과 의사는 설명한다.

정신의학계에서는 일반으로 우울병의 발병은 사춘기부터 노년기까지 어느 연령층에서나 가능하고 연령층마다 병의 증상에 각각 특징이 있다고 지적되고 있다. 연령에 근거해서 학동기, 사춘기, 청년기, 성년기, 초로기, 노년기로 분류된다. 갱년기 우울은 이 분류법으로 말하자면 노년기 우울증에 들어간다.

2) 우울은 확실한 '뇌의 질병'

갱년기 우울이 정신과에서 말한 우울병에 틀림없다고 하면 대체 우울증이란 어떤 병일까.

갱년기 우울을 포함하여 우울증 환자는 늘고 있다고 한다. 우리 주위에도 친구, 아는 사람 중에 실제로 우울병이라고 생각하는 사람이 경증도를 포함에서 한 손으로는 모자랄 정도이다. 우울증 환자가 늘어나고 있는 것은 확실하다. 그것은 현대가 스트레스 사회인 것에 더해서 우울증에 대한 인식이 커졌다는 것도 그 이유이다.

우울증의 특징적인 정신증상은 다음과 같다. 우울한 기분, 슬프다, 외롭다, 아주 괴롭다, 매사에 흥미가 없다, 아무것도 하고 싶지 않다, 다른 사람과 만나기 싫다, 자신은 별 볼일 없는 인간이다, 회사에 미안하다, 가족에게 미안하다, 활자를 읽어도 머리에 들어오지 않는다, 집중력이 없다, 간단한 일을 결단할 수 없다, 이유도 없이 초조하다, 화가 난다…….

이러한 기분은 하루 중에도 변동이 있고 대개 오전 중에 상태가 나쁘고 오후가 되면 안개가 갠 것같이 기분이 좋아지는 일이 많다고 한다. 또 불안이나 초조, 혹은 자책의 마음이 강해지면 자살하고 싶다고 생각하게 되기도 한다.

우리들은 누구라도 일이 잘 안 되어서 슬럼프에 빠지거나 인간관계의 트러블 등으로 낙심하는 경험이 있다. 하지만 맛있는 것을 먹고 술을 마시고 취미를 즐기거나 하는 중에 건강이 회복된다. 그러면 우울증이라고는 말할 수 없다. 그에 반해서 아름다운 경치를 보아도 느끼지 못하고 맛있는 것을 먹어도 모래를 씹고 있는 것같이 느껴지고 자신이 좋아하는 것마저 할 수 없게 되는 것이 우울증인 것이다.

우울증은 정신증상에 더해서 '반드시'라고 해도 좋을 정도로 신체증상도 따른다. 여간해서 잠을 못 이룬다, 밤중에 몇 번이나 눈을 뜬다, 혹은 이른 아침에 눈을 뜬다고 하는 수면장애는 대표적인 증상이다. 기타 식욕이 없다, 몸이 무겁다, 쉬어도 회복되지 않는다, 변비가 생긴다, 머리가 무겁다, 두근거린다, 입이 마른다, 야윈다고 하는 호소도 많이 있다.

우울증에 걸리기 쉬운 사람은 착실하고 완벽주의며 의리를 중요하게 여기고 사람에게 부탁받으면 싫다고 말 못하는 성격의 사람이 많다고 하여 그만큼 보통 직장이나 친구, 아는 사람의 사이에서는 평가가 높은 것이 특징이다. 물론 그 중에는 그렇지 않은 사람도 있지만 대개 이러한 성격에 해당하는 타입이 우울병 환자들에게 많이 보여진다. 의외라고 생각될지 모르지만 외향적인 성격으로 명랑하고 사교적이며 연회에서는 솔선해서 흥을 돋우는 타입이 많은 것 같다. 즉, 평소부터 사람한테 신경을 쓰는 사람이 스트레스 상태에 빠지거나 과로를 강요당하거나 하면 우울증이 발병한다고 생각되어진다.

자주 일컬어지지만 남성은 과로나 승진, 배치전환, 전직, 경제적인 문제 등이 원인이 되기 쉽고 여성은 임신, 출산, 가정 내 갈등, 친척의 사망, 질병 등이 원인이 되고 있다. 최근에는 애완동물의 죽음도 원인의 하나가 되고 있다.

성격적으로 노력가가 우울증이 되기 쉽고 또 병이 되어서도 낫지 않는 것은 자신의 노력이 부족하기 때문이라든가 끈기가 없기 때문이라고 자신을 책망하고 질타하기 쉽다. 우울증이 된 것은 자신의 성격이 나쁘기 때문이고 약 같은 것으로 나을 리가 없다고 생각하고 있는 사람도 적지 않다. 그러나 우울증은 확실한 병이다. 회사에 못 가는 것도 집안이 정리 안 되고 식사의 준비를 할 수 없는 것도 게을러서가 아니고 질병이기 때문이다. 그것도 의외로 알려지지 않고 있지만 '마음의 병'이라고 하는 애매한 것이 아니고 '뇌의 병'이라고 하는 것이 확실해졌다.

'정신의학으로는 우울증은 뇌의 기능장애라고 생각되어 집니다. 소위 장기의 병입니다. 단지, 장기의 병이라고는 하지만 위궤양 등은 검사를 하면 궤양이 눈에 보이지만 뇌의 경우에는 현재로는 눈에 보이지 않습니다. 이론적으로는 간뇌에 기분을 컨트롤하는 신경전달기구가 있어서 그 기능을 하는 물질이 있고 그것이 부족하면 우울증이 된다고 이해하고 있습니다. 신경전달 물질은 많은 종류가 있습니다만 그 중에 잘 알려져 있는 대표적인 것이 도파민(DA), 노르아드레날린(NA), 세로토닌(5-TH)의 3종류. 이것들은 차의 가솔린(DA), 배터리(NA), 오

일(5-TH)에 비유되기도 합니다만 세르토닌이 결여되면 우울증이 된다고 일컬어지고 있습니다.'

그러면 왜 세로토닌이 결여되는가? 스트레스 등과 크게 관계가 있는 것 같지만 그 원인에 대해서는 아직 충분하게 해명되고 있지 않다. 단, 똑같은 정도의 스트레스를 받아도 십이지장궤양이 걸리는 사람과 걸리지 않는 사람이 있는 것 같이 우울병에 걸리기 쉬운 사람과 걸리기 어려운 사람이라는 것은 있는 것 같다.

'나는 초로기 우울증은 뇌의 퇴화, 노화 현상이라고 생각합니다. 이 시기는 뇌의 기능이 저하되고 있는 데다 중요한 라이프 이벤트가 겹치는 시기입니다. 젊을 때는 다소의 스트레스가 겹쳐져도 참을 수 있었던 것이 이 연령이 되면 참을 수가 없어 뇌가 타격을 받기 쉽지요.'라고 C교수는 설명한다.

이러한 설명을 들으면 갱년기의 우울증은 초로기 우울증의 동료라고 하는 것이 납득된다. 우울증은 여성에게 많고 남성의 2배 정도 걸리기 쉽다고 한다. 그 이유는 여성 호르몬 에스트로겐이 중추신경 전달계의 세로토닌과 노르아드레날린, 코린 신경 등의 수용체에 작용한다고 생각되어지고 있기 때문이다. 즉 에스트로겐의 결핍이 신경전달물질에 작용해서 감정장애를 일으킨다고 하는 것이다. 월경주기의 황체기 후기, 출산 후, 경구피임약 복용 후, 폐경기에 기분변동이 일어나기 쉬운 것도 그 때문이라고 한다. 어쨌든 우울증은 뇌라고 하는 장기의 병이니까 뇌의 기능을 개선하는 치료가 대전제라고 강조한다. 가령 무릎 관절염이 본인의 노력이나 주위의 격려만으로 치료되지 않는 것처럼 우울증에도 적절한 치료가 불가결한 것이다. 특히 갱년기 여성의 우울증에 대해서는 항우울약과 호르몬요법의 병용을 권하고 있다.

3) 정신과 약은 수량조절이 포인트

그러면 정신과에서 우울증은 어떠한 치료가 행해지고 있을까? 치료의 기본은 약물요법과 휴식, 환자들이 병에 걸린 원인을 알아서 그 스트레스 환경에서 벗어나 차분히 휴식을 취하고 약으로 뇌의 기능을 회복시키는 것이 불가결하다고 한다.

일반적으로 우울증은 '투약만으로도 50퍼센트의 환자는 낫는다'고 한다. 약의 용량은 극히 소량으로 좋아지는 사람도 있으며 상한까지 쓰지 않으면 안 되는 환자들도 있어서 개인차는 크다. 정신과 약의 용량 조절은 어렵다고 한다. 투약은 1종류의 약이라도 3단계 정도의 스텝으로 양을 늘려간다고 한다. 효과를 보면서 적은 양, 일반적인 양, 그리고 상한의 양이라고 하는 순서로 변경해 간다.

'약은 부작용이 우려되므로 처음에는 적은 양으로 경과를 봅니다. 보통은 약의 효과가 나오는데 최고 4주 정도 걸리기 때문에 그 후 효과의 징조가 없으면 다른 약으로 바꾸거나 추가하거나 합니다. 효과가 있는 것 같으면 다시 한 번 3개월 정도는 같은 약으로 치료를 계속합니다. 그리고 좋아지면 약을 줄입니다. 효과가 없는데 언제까지나 같은 약을 1년, 2년 계속해서 복용한다는 것은 있을 수 없습니다'라고 C교수는 설명한다.

대개의 사람은 확실하게 치료를 하면 3개월부터 반 년 정도면 좋아져서 예전대로의 생활을 한다. 효과가 빠른 사람은 4~6주간으로 증상이 사라져 회복되기도 한다.

그러나 언제까지나 가벼운 우울증상이 계속되어 완전히 낫지 않는다고 하는 환자들이 늘고 있는 것도 사실이다. '기분 변조성'이라고 하는 진단명이 붙은 환자들은 최근 늘고 있다는 것이 정신과 의사들의 공통의견이다. 다만 왜 늘고 있는지 원인은 알 수가 없다. 만일, 의사의 지시대로 치료를 받고 있어도 효과가 있지 않을 때에는 1년 정도를 기점으로 한 번은 병원을 바꾸어 보는 것도 하나의 방법이라고 말한다. 가벼운 우울증의 경우 내과에서 안정제를 처방받은 환자들은 적지 않지만 정신과 입장에서 보면 다음과 같은 점이 문제라고 한다.

'내과에서 처방되는 약의 다수는 항불안제입니다. 그런데 항불안제는 불안감에는 효과가 있지만 우울증에는 효과가 없습니다. 우울증에는 역시 항우울제가 잘 듣습니다. 그러나 종래의 항우울제는 부작용이 강하므로 내과의사는 쓰지 않는 것입니다'라고 지적한다.

우울증 약에는 항우울제, 신경안정제, 항불안제, 항정신증약, 수면제 등의 종류가 있다. 그 중 항우울제나 항정신증 약은 부작용이 강한 것이 많다.

4) 가족이나 친구의 도움이 빠질 수 없다

그래서 우울증 환자들의 치료에 가족이나 친구의 따뜻한 도움은 불가결하다.

'가족도 우울증을 병이라고 생각하는 것이 중요하며 자살의 방지도 되는 것입니다. 우울증의 고통은 눈으로는 알기 어렵기 때문에 제일 가까운 가족에게 이해받지 못하는 것 만큼 괴로운 것은 없겠지요'라고 가족 이해의 중요성을 강조한다. 좋아하는 취미생활을 해서 기분전환을 하세요 등과 같이 격려하는 것은 스트레스가 될 뿐이고 결코 플러스가 되지 않습니다. '취미로 신경이 쉴 수 있는 수준이라면 우울증이라고 말할 수 없습니다. 우울증은 그 자체가 취미도 포함한 인생의 기쁨의 상실이니까요'라고 지적한다.

또 우울병 환자들의 다수는 자신은 능력이 없는 인간이다, 살 가치가 없는 인간이다라고 자신의 평가를 낮게 하기 쉽다. 그러한 호소를 해 왔을 때 당신은 귀중한 사람이다, 훌륭한 사람이다라고 반복해서 칭찬하는 것이 중요하다. 만일 환자가 무엇인가 중요한 결정을 하려고 한다면 병이 좋아질 때까지 못하도록 충고하는 것이 좋다. 우울증 상태로는 자신을 가지지 못하고 비관적으로 되기 때문에 아무래도 판단은 소극적이고 부정적이기 쉽다. 그래서 회사를 그만두거나 이혼하는 것 등은 우울상태일 때는 해서는 안 되는 것이다.

흔히 환자들은 무엇이라도 열심히 하지 않으면 안 되는 성질로 그 성격이 더욱 병의 상태를 악화시키지 않을 수 없는 것이다. 가령 어떤 환자의 경우 상태가 나빠졌을 때 어머니를 위해서 침대커버를 열중해서 만들어냈다고 말한다. 우울증상이 심할 때는 '아무것도 하지 않고 있을 때 미칠 것 같아진다. 그래서 무리해서 했다고 말한다'. '열심히 노력하면 어떻게 되겠지라든가 힘내면 편안해진다고 생각하는 것은 착오입니다. 병에 있어서는 역효과 이외의 아무것도 아닙니다'라고 전문의들은 말한다.

우울증은 최대한 계속 달려왔기 때문에 움직이고 싶어도 움직일 수 없게 되어 버리는 증상이다. 그래서 주위에서 노력하라고 격려하는 것은 금물, 우울증에 의한 자살은 주위에서 노력해라, 힘내라고 말해서 더 이상 노력할 수 없게 되면 갈 곳을 잃고 절망하여 죽음으로 몰아넣는 경우가 많다. 우울증에서 가장 걱정되는 것이 자살이다. 그러면 자살을 방지하기 위해서 어떻게 해야 좋을까. 퓰리쳐상 작가인 윌리엄 스타이론은 자기가 우울증을 앓고 있을 때에 친구이며 같은 조울증으로 고민했던 경험이 있는 신문 칼럼니스트가 언제나 전화로 자살만은 해서는 안된다라고 경고해 주는 것에 의해서 치료를 계속하여 회복했다고 말한다. 가족이나 친구가 말을 걸어서 도와주는 것은 큰 힘이 되는 것이다. 심하지 않은 것같이 보여도 자살의 가능성이 있을 수 있다는 것을 염두에 두는 것은 필요하다.

5) 주부에게 입원치료는 회복의 빠른 길

우울증의 환자에게 있어서 휴양은 치료에 빠뜨릴 수 없는 중요한 일이지만 특히 주부가 우울증이 되었을 때 입원치료도 드물지 않다.

'입원의 제1목적은 자살의 예방입니다만 다음은 환경조정입니다. 환자들에 있어서 스트레스의 현장에서 떠난다고 하는 것은 치료효과가 있기 때문이다. 가령, 주부에게 있어서 집에서 쉬는 것은 남성이 직장에서 자고 있는 것과 같은 것으로 주부를 직장에서 떼어내는 의미로 입원을 권합니다'라고 설명한다.

입원치료를 해야만 하는 사람은 꽤 심각해진 상황에 놓여 있다. 그런 사람에게 있어서 병원은 편하게 쉴 수 있는 침대와 따뜻한 식사가 있고 신체를 편하게 해 주는 약이 언제나 있고 의사와 간호사가 바로 옆에서 지켜주고 있는 곳으로 안심할 수가 있다. 환경을 바꾸어서 좋아지는 환자들은 충분히 많은 것 같다. 단지 어느 병원도 '여기 있으면 안심'이라고 하는 기분을 들게 해 주지는 않는다. 환자들이 충분히 쉴 수 있는 환경을 만들 수 있는가의 여부는 의사나 간호사, 스텝 등 치료자의 역량에 달려 있는 것은 말할 필요도 없다.

그러면 좋은 정신병원의 선택법이란 단 하나! 어디까지 보여주는가이다. 환자들이나 가족이 병원을 둘러보고 싶다고 말할 때 '아무쪼록 전부 봐 주십시오'라고 말할 수 있는 병원은 좋은 병원이다. '여기는 보여줄 수 없다'라고 하는 곳이 많은 병원은 권할 수 없다. 만일 입원해서 아무래도 맞지 않으면 곧 퇴원하면 된다. 종합병원 안에 있는 개방형의 정신병동은 저항감도 적고 비교적 입원하기도 쉽다. 단지, 자살의 위험성이 있는 중증 환자들은 폐쇄병동에 입원시킬 필요가 있다고 의사들은 경고한다.

6) 갱년기는 가면 우울증이 많다.

갱년기 우울로 신경내과를 방문하는 사람은 많이 있다. 신경내과에서는 갱년기 우울을 어떻게 취급하고 있을까? 신경내과는 스트레스를 취급하는 진료과이므로 심리사회적 스트레스에 관계되어지는 병을 수비범위라고 한다. 갱년기 우울증도 심리사회적 스트레스가 크게 영향이 있는 것이므로 그 세대의 환자들도 많다고 한다. 신경내과에서는 환자들의 60~70%가 여성환자로 그 중의 반수는 갱년기 세대이다. 우울증 환자는 우울한 기분이나 불안 등의 정신증상이나 권태감, 식욕부진 등 여러가지 신체증상에 둘러싸여 있다. 그래서 그러한 증상에 빠져서 본래의 의욕이나 기력이 충분히 발휘할 수 없는 상태가 된다. 우울증의 치료란 정신증상이나 신체증상 등의 두꺼운 층을 바깥쪽에서 들어가는 작업이 된다. 환자들이 치유되는 속도는 소위 이 바깥쪽 층의 두께가 감소해 가는 스피드이다. 환자들에 따라서는 3개월로 잡을 수 있는 사람이 있다면 6개월 걸리는 사람도 있는 형태로 개인차가 있다. 그러나 초조하지 않고 차분히 치료를 계속해 간다고 하면 반드시 낫게 된다. 이 과정에서 주위의 층이 엷어지게 되면 가끔 의욕이나 기력이 얼굴에 비치는 수가 있다. 그 때를 포착해서 환자가 신문을 읽고 싶다든가 산보를 하고 싶다 등 무엇인가 하고 싶다는 일이 있으면 실제로 해 보는 것이 좋다. 그러나 도중에서 괴로워지거나 싫어진다면 바로 그만두는 것이 좋고 무리하게 기분전환을 하려고 애쓰면 괴로워질 뿐 도저히 기분전환은 되지 않는다.

이전에는 영화에 감동했는데 지금은 전혀 감동하지 않는다든가 독서를 해도 집중이 되지 않는다고 호소하는 환자에게는 치료가 진행되고 본래의 의욕이나 기력이 나올 때까지 기다리는 것이 중요하다. 단, 최근에는 그냥 보기에는 우울증으로 판단하기 어려운 가벼운 증상의 사람이 많아지고 있다. 중증 우울증의 경우 최근 무엇이든 하고 싶은 마음이 없다, 일의 능률도 오르지 않는다. 회사에 나가는 것도 귀찮다라는 말을 한다. 그러나 가벼운 우울증의 경우에는 그런 말을 잘 하지는 않는다. 도저히 밤에 잘 수가 없어서 머리가 아프고 현기증이 있지만 잘 낫지 않는다. 게다가 가끔 가슴이 두근거리고 고통스럽다라는 등 우선은 신체증상의 호소가 있다. 그것만으로는 우울증이라고 생각할 수 없다.

만약 가벼운 우울증도 있을지 모르겠다는 시점에서 이야기하면 그러고 보니 최근 아무것도 하고 싶지 않고 때때로 우울해지기도 하고 괜히 초조해지는 일이 있다고 말한다. 단지, 그 정도가 신체증상 만큼 강하지 않기 때문에 정신증상이 전면에 나오지 않는 것이다. 이러한 가벼운 증상의 우울증은 신체증상이라고 하는 가면을 쓰고서 우울의 정신증상이 보이지 않기 때문에 '가면우울증'이라고 말한다. 갱년기 여성이 우울증이 발병하여 외래진료를 받는 것은 이러한 케이스가 많다고 한다.

가벼운 증상의 우울은 주된 호소가 두통이나 권태감 등의 신체증상이기 때문에 내과를 찾게 되는 경우가 많다. 그런데 실제로 검사를 하면 어디에도 이상이 없고 대증요법으로 두통약을 처방받지만 조금도 개선되지 않는다. 그리하여 신경내과로 오는 케이스가 많다고 한다. 그러나 그들 중에는 내과에서 '너무 신경쓰기 때문'이라든가 '조금 피곤한' 때문이라고 진단되어지는 사람도 적지 않다. 가벼운 우울증은 치료자의 측에서 우울증을 의심하여 진찰하지 않으면 놓치기 쉽기 때문에 주의가 필요하다. 만일 위와 같은 신체증상이 언제까지나 잡히지 않을 경우는 가벼운 증상의 우울증을 의심해서 신경내과나 정신과에서 진찰받는 쪽이 좋을지도 모른다.

3 산부인과와 정신과의 제휴

1) 제휴에 따른 높은 치료효과

갱년기 우울을 실감했을 때 먼저 어디에서 진찰받으면 좋을까. 산부인과를 방문해서 개선이 보이지 않으면 정신과를 찾으면 좋을 것인가, 혹은 정신과나 신경내과를 진찰해서 증상이 확실하지 않을 것 같으면 산부인과의 치료도 받아볼 것인가. 한 사람의 의사가 산부인과, 정신과, 카운슬링의 3개의 방면에서 다각적으로 치료를 행해 주는 곳이 이상적이지만 그러한 의사의 수는 한정되어 있다. 갱년기 의료의 현장에서는 시행착오가 계속되고 있다. 특히 갱년기 외래 의사들이 힘든 것은 불안이나 우울 등 정신질환을 갖고 있는 환자들이 아닌가라고 지적하는 의사도 많다. 그런 중에서 산부인과와 정신과가 밀접하게 제휴해서 치료효과를 올리고 있다는 병원이 있다. 국립정신・신경센터 병원으로 산부인과와 정신과 의사가 제휴해서 갱년기 외래의 초진을 하고 있다.

제휴시스템을 시작한 이유는 '갱년기 외래에는 갱년기 우울증 환자도 제법 많고 산부인과의 치료만으로는 한계가 있었습니다. 정신과의 선생들에게 협력을 부탁했을 때 정신과의 선생들도 갱년기의 영역에서 그러한 문제가 있다면 제휴하자고 쾌히 승낙해 주셔서 시작한 것입니다. 산부인과만으로 갱년기장애의 치료를 하고 있는 것보다는 정신과와 제휴하는 편이 치료효과도 오르고 안심하고 일을 할 수 있습니다. 의사에게 있어서 부담도 적습니다'라고 말한다.

초진에서는 진찰 전에 환자들에게 자기평가식우울점수(SDS)나 갱년기지수, 성격검사 등을 조사한다. 증상에 따라서 산부인과가 관리할 것인가, 정신과가 진료할 것인가, 혹은 양쪽에서 병행하여 진료하는가를 결정하고 그 후에는 정신증상에 따라서 적절하게 변경하게 조절한다.

2) 양쪽 과를 병행해서 진료하는 사람도

갱년기 외래 진찰자는 자궁근종이나 난소의 검사, 자궁경암, 자궁체암 등의 산부인과 질환의 체크를 받는다.

'어쨌든 이야기를 듣지 않으면 치료방침이 결정되지 못하며 갱년기 환자들은 아무래도 시간이 걸립니다. 내가 묻는다기보다는 환자들이 말을 꺼내는 것이 많습니다만 특히 여기저기 병원을 돌고와서 병을 악화시켜버린 사람일수록 이야기가 길어집니다.'라고 의사는 말한다.

시간이 걸리기 때문에 예약제로 해서 초진의 환자들은 하루에 1~2명 정도로 제한하고 갱년기 외래는 주 2회하고 있다고 한다. 유방암이나 자궁체암의 의심이 있는 사람이나 혈전증 환자 등 호르몬요법이 금기인 사람 이외에는 초기 치료 단계에서 호르몬요법을 권하고 있다. 호르몬요법을 시도해서 효과가 없으면 호르몬 결핍에 의한 갱년기 장애만은 아니다고 판단할 수 있어 치료방침을 정할 수 있어 갱년기 외래 환자들의 80%가 호르몬요법을 받고 있다.

한편, 우울증이나 불안증 등 정신질환의 의심이 있는 환자에 대해서는 정신과 의사가 담당하여 치료한다. 산부인과에서 좋아지지 않는 경우에는 다른 과와 병행하여 치료하는 경우도 있다.

따라서 호르몬요법을 하면서 정신과 치료를 받고 있는 사람은 많다. 호르몬요법으로 열 오름, 관절통은 잡았지만 불면이나 기력저하가 잡히지 않는 경우는 호르몬요법을 계속하면서 정신과에서도 치료를 할 수 있다.

또 처음에는 우울증이 심해서 정신과에서 치료를 시작했지만 동시에 열 오름의 증상도 있어 호르몬요법을 병행하는 편이 좋은 경우도 있다. 반대로 정신 증상이 개선되어 산부인과 진료 중인 환자가 1년이 지나서 잠을 잘 수가 없다는 등 불안증상이 있어 정신과로 돌아온 일도 있다. 1회로 올바른 치료방침이 결정되지 않는 것은 결코 드문 일은 아니다. 갱년기 장애의 치료에 호르몬요법과 정신과의 약을 병용하는 케이스가 있어도 이상하지는 않다. 그 이유는 갱년기 장애는 생식 기능의 쇠퇴가 원인이라 하지만 이 시기는 사회심리적으로 큰 변화에 직면하는 일이 많은 시기로 이러한 환경에 크게 영향을 받는 증례도 많다. 단 갱년기장애와 정신질환과의 감별은 반드시 쉽지는 않다.

갱년기 장애의 진단과 동시에 정신질환 진단도 할 수 있는 증례도 적지 않다. 이는 갱년기 장애와 정신질환 진단의 어려움을 강조하는 말이다. 그러므로 환자에 대해서도 산부인과와 정신과 의사가 동시에 증상을 보고 적절히 대응해 준다는 것은 보다 갱년기의 질환의 특징에 맞는 방법이라고 할 수 있다. 산부인과와 정신과의 제휴시스템을 취하는 갱년기 외래가 늘어날 것을 기대한다.

3) 상기를 동반하는 우울에는 호르몬요법이 효과적

갱년기 외래에는 다음과 같은 특징적이 있다고 한다. 상기나 땀이 남, 가슴떨림 등이 심해서 불면이 되거나 기분이 우울해져서 무기력하게 되거나 하는 정신증상이 나타나는 환자들이 많다. 그런 환자들의 상당수는 신체증상과 함께 정신증상도 갖고 있다. 호르몬 요법으로 1~2주간 정도 후 이렇게 건강해질 줄 몰랐다고 할 정도로 증상이 완전히 치료되는 환자가 있다.

갱년기 외래에는 정신적 질환이라고 진단할 정도의 증상은 없지만 심적 고민을 갖고 있는 환자들은 매우 많다. 불면이나 어깨 결림, 권태감, 상기 등을 호소하며 외래진료로 오기는 하지만 이야기에 귀를 기울이고 있으면 실은 정말로 호소하고 싶은 것은 마음의 문제였다. 부부관계가 원만치 않다, 시부모와의 불화, 아이들의 독립, 노부모의 간호나 사별…. 여러 가지 문제가 큰 스트레스가 되고 있다. 산부인과에서나 정신과에서 진찰해도 좀처럼 증상이 개선되지 않는다고 하는 사람 중에서 이러한 증례를 많이 볼 수 있다. 그러한 타입의 환자들은 상담에 의해서 어느 정도 마음이 안정되면 신체증상도 가벼워진다.

이처럼 정신과나 산부인과에서도 커버할 수 없는 환자들의 존재가 부각되어 임상심리사와의 제휴가 시작되었다. 갱년기 장애나 증상으로 괴로운 나날을 보내고 있는 여성 중에 이러한 타입의 사람이 가장 많지 않을까. 소위 '무기력증 예비군'이라고도 말할 수 있는 사람들이다. 몇 가지 갱년기 증상과 함께 어쩐지 초조하다, 기분도 좋지 않다, 잠을 잘 수가 없다는 정신증상도 갖고 있다. 그렇다고 해서 정신질환이라고 진단할 정도로 중증은 아니다. 갱년기의 여성들이 의료진에 바라는 것 중에 압도적으로 높은 것은 환자의 이야기를 들어달라는 호소인데 그것은 실로 마음의 고민을 해결하고 싶다고 하는 소리이고 그것이 해결되지 않으면 증상은 언제까지나 완전히 개선되지 않는 것이다.

그래서 다음에 소개하는 상담이나 집단요법은 갱년기 의료에 큰 의미를 갖고 있다고 생각된다.

4 임상심리사에게 묻다

1) 심리요법으로 정신적인 만족감을

정신병원의 갱년기외래에 임상심리사의 자격을 갖는 심리요법사가 참가해서 환자들의 심리요법이 행해지게 되었다. 이 병원에서는 갱년기 외래 환자들 중 산부인과 의사가 사회적 케어가 필요하다고 판단했을 때에는 카운슬링을 권하고 있다. 또 정신과에 가는 편이 좋다고 생각되는 환자라도 정신과 진료에 저항을 나타내는 경우 먼저 상담실에서 환자의 이야기를 들은 후 정신과로 가는 것을 권하는 등 쿠션의 역할도 하고 있다. 그 중에는 심리요법을 받는 중에 좋아져서 정신과에서 진료 받지 않아도 된 사람도 있다. 물론 정신과 진료와 병행해서 상담치료를 받은 환자도 있다. 상담치료는 보통 2주에 1회, 약 1시간 동안 행해진다. 빠른 사람은 3개월 정도로 좋아지지만 1년이 걸리는 사람도 있다.

M씨는 카운슬링을 받은 1년 가량 되었는데 '부부가 함께 상담치료를 받게 되어 남편도 나도 조금씩 바뀌었습니다. 지금은 부부관계에 있어 정신적으로 매우 만족하고 있습니다. 이전에는 이러한 안도감은 없었습니다. 결혼 생활 중에서 지금이 제일 행복합니다'라고 그 효용을 극찬했다. M씨는 그 뒤에도 1개

월에 한 번의 카운슬링을 계속하고 있다. 처음에는 자율훈련법을 배우고 그 뒤에 대화를 했다.

자율훈련법은 100여년쯤 전 독일의 정신의학자 슈르츠가 시작한 자기최면의 일종으로 자기 암시에 의해서 심신의 긴장을 풀고 스스로를 편안한 상태로 바꿔 가는 방법이다. 우울증이라고 진단되는 중증의 경우를 제외하고 심신의 셀프 컨트롤 기법으로서 대단히 도움이 된다. 구체적으로 '손발이 무겁다'라든가 '손발이 따뜻하다'라고 하는 특정의 공식을 머릿속에서 반복하면서 몸의 그 부분에 정신을 집중한다. 단계적으로 연습하여 그것을 할 수 있게 되면 근육이 풀어지고 손발의 혈행도 좋아진다고 하는 생리적 변화가 일어난다. 그 결과 긴장을 풀고 감정을 진정시켜서 스트레스에 대처할 수 있게 된다.

M씨는 자율훈련법이 여러 가지 면에서 도움이 된다고 했다. 가령 우울상태에서는 다른 사람과 수다를 떨다가 피곤해지면 현기증이 나지만 그럴 때는 화장실에 서서 자율훈련을 하면 기분 좋게 잘 수 있어 수면제가 필요없게 되었다고 한다. M씨에게 자율훈련법은 소위 정신과 약을 대신하는 안정제의 역할을 하고 있다. 카운슬링을 받는 효과도 생각한 이상이라고 말한다. 특히 조그만 일에도 견해를 바꾸면 뜻하지 않았던 정신적 효과가 있는 것을 느끼게 된 것은 큰 수확이었다.

2) 화를 잘 내는 사람에게는 심리요법이 효과적

갱년기 외래로 상담을 희망하는 여성의 대부분은 부부관계의 고민을 갖고 있다. 다른 것을 호소하는 경우도 이야기를 듣고 있으면 자신을 지지해 주는 남편의 존재가 없는 것이 문제를 크게 하고 있다.

우울이라는 것은 에너지가 소모되어 없어진 상태를 말하는데 에너지가 주로 화내기 위해 써버린 경우가 많다. 남편에게 향해진 화를 억압하여 참고 있을 때에도 화는 쌓여서 상당한 에너지가 쓰여진다. 환자들은 그것을 느끼지 못하고 있는 일이 많다. 자신이 화를 내고 있는 것도 모르고 있고 누구에게 화를 내고 있는지 모르고 있다고 하는 경우도 있다. 여성들 우울의 원인은 남편의 바람인 경우가 많고 남편에 대한 불만이 마음속 깊은 밑바닥에 맴돌고 있는 것을 느낀 사람들이 많다. 어쩔 수 없는 울화가 있을 경우에는 개인적인 상담이 효과적이라고 한다.

왜 화를 내고 있는가를 알고서 그것이 표현되고 받아들여지면 환자들은 편안해 한다. 그 과정을 바로 상담이라 한다. 자신의 모습을 바라본다. 건강상태나 성격이나 기분, 인간관계라고 하는 '자신의 모습'이 과연 지금 어떻게 되어 있는가. 현재의 모습을 바꾸는 것이 좋을 것같이 느껴지는 경우가 있으나 느끼고도 바꿀 수가 없는 경우도 있다. 바로 바꿀 수 있는 것은 바꾸고 시간이 걸릴 것 같은 것은 마음의 여유를 가지며 바꿀 수 없는 것은 과감히 받아들여 포기하는 것이 필요하다.

약물에 의한 치료가 소위 상처를 일회용 밴드로 붙이는 방법이라고 한다면 카운슬링은 상처를 갈가리 끊어져 있는 섬유라고 하면 이를 하나하나 주워서 실로 꿰매는 작업과 같다. 시간도 걸리고 끈기도 필요하다. 그러나 스트레스에 강한 저항력이 생긴다는 점에서 예방효과도 기대할 수 있다.

3) 집단요법으로 갱년기의 정보를 얻는다

상담치료는 환자가 개인적인 이야기를 하면 그것을 들으면서 환자의 심리적, 사회적 요인에 초점을 맞추어 생각해 가는 스타일로 진행하고 있다. 그러나 심리적 치료는 반드시 개인요법만으로 한정지어진 것은 아니다. 똑같은 기분이나 체험을 갖는 사람이 모여서 이야기를 하거나 듣거나 인간관계를 가짐으로써 서로를 지지하거나 힘이 되거나 하는 집단요법에는 개인요법과는 다른 그러한 효과가 있다. 게다가 갱년기 여성이 필요로 하는 정보를 얻게 되는 기회를 제공하는 의미도 있다.

4) 고통, 괴로움의 공감이 치유로

자신의 행동이나 성격적인 경향을 고치는데 혼자서 느끼고 고치기는 어렵다. 객관적으로 자신을 보고 치유할 수 있는 집단 속에 섞이는 방법이 개선의 지름길이라고 말할 수 있다. W씨는 같은 병동의 환자들과 이야기를 나누고 다른 환자들의 투병체험에 귀를 기울이는 중에 병으로 괴로운 것은 자신만이 아니고 자신보다도 훨씬 심한 사람도 많이 있다는 사실을 알고서 놀람과 함께 이상한 안도감을 얻고 병의 회복으로 이어졌다고 증언하고 있다. 정신과의 입원치료에도 그룹워크적인 효과가 있는 것을 알 수 있다. 갱년기의 우울로 고통받고 있는 사람끼리 모여서 서로 이야기하고 들어 주는 것이 효과가 크고 따라서 그룹워크의 기회가 많으면 더욱더 많은 사람이 도움을 받을 것이다.

제3장

우울증의 사례

1. 광주 아파트서 여성·女兒 투신자살(종합 2보)
2. 대구지검 자녀 살해미수 母에 선처… 기소유예
3. 우울증 藥 소비 왜 늘었나
4. '우울증 환자' 보험가입도 어렵다
5. 여성 '불안증·우울증' 정신질환 증가추세
6. 우울증 환자 살 빼니 '우울증' 증상도 개선

제3장

우울증의 사례

1 광주 아파트서 여성·女兒 투신자살(종합 2보)[11]

광주의 한 아파트에서 20대 여성이 생후 4개월된 딸과 함께 투신자살했다. 29일 오전 9시 25분께 광주 서구 농성동 모 아파트 13층에서 A씨(23, 여)가 생후 4개월된 딸과 함께 바닥으로 떨어져 숨졌다.

아파트 주민들은 "젊은 여성이 아이를 껴안고 창문틀에 앉아 있어 '위험하다'고 소리쳤다"며 "잠시 후 이 여성이 아이를 놓더니 자신도 곧바로 밑으로 뛰어내렸다"고 말했다.

경찰은 아파트 폐쇄회로(CCTV)를 분석한 결과 이 여성이 오전 8시 45분께 아파트 정문으로 들어왔고 2분 뒤 엘리베이터를 타고 13층으로 올라가는 것을 확인했다.

경찰은 "출산 직후 남편과 별거생활에 들어간 A씨가 우울증 증세를 보여 왔다"는 유족들의 진술을 토대로 정확한 사건 경

11) 연합뉴스(2009-07-29), 손상원·장덕종 기자, cbebop@yna.co.kr

위를 조사하고 있다.

A씨는 인근 아파트에서 가족들과 살아왔으며 이날 집을 나간 뒤 돌아오지 않아 가족들이 가출신고를 한 것으로 알려졌다.

한편, 이날 오후 1시 49분께에는 광주 서구 금호동 모 아파트에서 B씨(50, 여)가 14층에서 투신해 숨지기도 했다. 경찰은 B씨가 평소 우울증을 앓아 왔다는 유족들의 진술을 토대로 스스로 목숨을 끊었을 가능성이 크다고 보고 정확한 사건경위를 조사하고 있다.

2 대구지검 자녀 살해미수 母에 선처… 기소유예

두 자녀를 살해하려다가 미수에 그친 40대 여성에게 검찰이 이례적으로 선처를 해 관심을 끌고 있다.

대구지검 형사1부(이현득 부장검사)는 29일 6세 남아, 3세 여아 등 두 자녀와 동반자살을 시도한 혐의로 불구속기소된 A씨(43)에 대해 기소유예 조치했다. 살인미수 혐의자에 대한 기소유예는 이례적인 처분인데 검찰은 이 가정의 어려운 사정과 미래를 감안해 온정을 베풀었다.

A씨는 평소 남편과 신용카드 과소비 문제로 수차례 갈등을 빚는 등 부부 사이가 원만하지 않자 자살을 결심했다. 우울증을 앓아온 그녀는 지난 2월 18일 집 부근에 주차된 자신의 승용차에 연탄불을 피워 놓고 두 자녀와 동반자살을 시도하다 시간이 가면서 후회가 쌓이자 지나가던 택시기사에게 도움을 요청해 3명 모두 병원으로 옮겨져 치료를 받아 무사했다.

검찰은 A씨가 잘못을 크게 뉘우치고 자녀 양육에 최선을 다하는가 하면 정신병원 치료를 받으며 정상생활에 노력하는 점 등을 고려해 기소유예하기로 방침을 정했다. 특히 남편이 가정에 소홀한 것에 반성하고 이번 일을 계기로 아내, 자녀들과 원만한 가정을 꾸리겠다며 아내의 범죄에 대한 선처를 호소한 점도 검찰 판단의 요인이 됐다.

대구지검 박용기 부부장검사는 “가정불화로 자녀에게 못할 짓을 한 것으로 이미 처벌을 받은 셈이라고 판단했다”면서 “건강한 가정을 지켜 주기 위해 기소유예 처분을 했다”고 말했다.[12)]

3 우울증 藥 소비 왜 늘었나

최근 5년간 우울증 환자들의 항우울제 소비가 크게 증가한 것으로 확인되면서 그 배경에 관심이 쏠리고 있다.

2004년 4,480만회였던 전체 우울증 진료환자의 항우울제 투여횟수는 2005년 5,198만, 2006년 5,778만, 2007년 6,558만, 2008년 6,821만회로 해가 바뀔수록 꾸준한 늘어나고 있는 추세다.

전년대비 증가율이 4%대에 머물렀던 2008년을 제외하고는 2004년부터 매년 11~16%의 높은 증가율을 기록한 것이다. 일반적으로 치료약의 투여횟수가 증가하면 약 소비량도 함께 늘어나는 점을 감안할 때 이 기간 항우울제 소비량은 대폭 증가했을 것으로 추정된다.

1) 환자 늘고 藥 부작용 최소화

전문가들은 항우울제 소비량이 비약적으로 늘어난 것은 병원을 찾는 우울증 환자 자체가 늘어난 탓도 크지만 항우울제 부작용이 많이 줄어든 것이 주된 이유라고 보고 있다.

과거 항우울제는 부작용이 많은 대표 약제로 불렸지만 최근에는 약제의 치료효과는 향상된 반면 부작용은 크게 줄어 의사나 환자 모두에게 부담을 덜어줬다는 것이다.

일부 약제에서 식욕증가, 성기능장애, 메스꺼움 등의 부작용이 여전히 남아있지만 최근 치료약은 과거에 비해 성능이 크게

---

12) 연합뉴스(2009-07-29), 박순기 기자, parksk@yna.co.kr

개선되면서 약물치료가 보다 적극적으로 사용되는 것으로 전해졌다.

또 개선된 약제를 이용한 약물치료가 단시간 내에 빠른 효과를 내다보니 많은 시간과 노력이 드는 상담치료보다는 집중적인 약물치료를 원하는 사람이 늘면서 항우울제 소비량도 함께 증가했다는 분석이 나오고 있다.

한양대 구리병원 정신과 박용천 교수는 "요새 항우울제의 부작용이 줄고 효과는 크게 좋아졌다. 전에는 부작용 우려 때문에 약을 못 썼던 환자들에게도 마음놓고 쓸 수 있다"면서 "다만 의료수가와 치료효과 문제 등으로 일부에서는 상담치료보다는 약물치료를 선호하는 경향이 있다"고 말했다.

2) 인식개선도 한 몫… " '쉬쉬' 할 병 아니다"

무엇보다 항우울제 소비량이 늘어난 데에는 우울증 치료에 대한 사회적 인식변화도 중요한 역할을 했다. 우울증이 특정인만 걸리는 이상 '정신질환'이 아닌 누구나 생활 속에서 한 번은 겪을 수 있는 보편적 정신질환으로 여겨지면서 병원을 찾아 꾸준히 치료를 받는 사람이 늘고 있다는 것. 과거와 달리 우울증 치료약을 병원이 아닌 약국에서 처방받는 원외처방 비율이 매년 늘고 있다는 점도 우울증 치료에 대한 달라진 시각을 반영하고 있다.

서울대병원 신경정신과 권준수 교수는 "과거에는 약국에서 우울증 약을 살 때 '정신과 다니세요'라는 질문을 받고 환자들이 당황스러웠던 게 사실"이라며 "이제는 병원을 찾아오거나 약을 살 때 이런 부담이 많이 사라진 것 같다"고 전했다.

병원을 찾는 우울증 환자는 늘고 있지만 여전히 치료망 밖에 머물러 있는 잠재적 환자들이 많은 탓에 이들을 치료망 안으로 편입할 수 있는 대책마련이 시급하다는 목소리도 나오고 있다.

지난해 서울대 의대 연구팀의 국내 연구결과를 보면 평생 한 번이라도 우울증에 걸릴 수 있는 인구의 비율인 '평생 유병률(有病率)'은 5.6%로 실제 우울증 환자는 보건당국이 파악하고 있는 진료환자수를 크게 웃돌 것으로 추정된다.

건국대 정신과 하지현 교수는 "우울증이 늘어나는 것 같지만 실제 우울증 환자수에 비해서는 매우 적은 수준"이라며 "우울증에 대한 편견과 두려움을 없애는 게 급선무다. 더 많은 사람들이 치료망에 들어오도록 도와야 한다"라고 강조했다.13)

13) 연합뉴스(2009-07-26), 양정우 기자, eddie@yna.co.kr

4 '우울증 환자' 보험가입도 어렵다

우울증은 이제 우리 주변에서 흔히 볼 수 있는 보편적 정신질환이 되어 가고 있다. 예전 같으면 '대단한 정신병'을 앓은 것처럼 치부되었지만 병원을 찾으면 완치가 가능하고 발병 전 예방도 가능하다는 게 대다수 전문가들의 의견이다.

특히 우울증 치료제인 항우울제의 효능과 부작용이 크게 개선되면서 약물치료도 활발해져 많은 우울증 환자들이 비교적 짧은 기간의 치료를 통해 정상복귀가 가능해졌다.

하지만 우울증 환자들이 접하는 현실은 차갑기만 하다. 치유가 되어 정상생활로 돌아가더라도 정신과 치료전력이라는 꼬리표는 늘 따라붙어 다닌다.

특히 누구나 손쉽게 가입할 수 있는 보험 앞에서도 우울증 환자들은 높은 장벽을 느껴야 한다. 가벼운 우울증으로 정신과 진료를 받았던 일 때문에 보험 가입 자체를 거절당했다는 얘기는 어제오늘 일이 아니다.

보험가입 청약자는 신체적 위험 심사를 받을 수 있도록 되어 있지만 우울증 치료병력이 있는 사람들은 심사기회조차 없이 모집단계부터 문전박대를 당하기도 한다.

1) "우울증 안 돼" 가입거부 실태

서울 강동구에 사는 하모씨(여, 33)는 지난해 변액보험에 가입하려 이곳저곳을 알아보다 어처구니 없는 일을 당했다. 6개월간 우울증 치료를 이유로 여러 보험회사에서 가입 자체를 받아주지 않았기 때문이다.

하씨는 어쩔 수 없이 병력을 속이고 한 보험회사의 변액보험에 가입했지만 이번에는 불안감이 몰려왔다. 병력을 속이고 가입한 사실이 들통나 보험금을 받지 못하게 될 수도 있다는 걱정 때문이었다.

김모씨(34) 부부의 처지도 비슷하다. 김씨 아내는 자녀를 낳은 뒤 '산후 우울증'을 2년간 앓은 바 있다. 하지만 김씨 부부는 지난 2007년 모 화재보험에 가입하면서 우울증 병력을 보험회사에 알리지 않았다. '산후 우울증'이 고지의무가 있는 주요 병력이라 생각지 않았기 때문이다.

김씨 부부는 이후 우울증이 가입거부 사유가 된다는 사실을 우연한 기회에 알게 됐고 보험을 해약해야 할지 말지를 두고 고민에 빠졌다. 사고가 난 뒤에 타지 못할 보험금이라면 아예 지금 그만두는 게 낳을 수도 있기 때문이다.

이 같은 사례는 주변에서 쉽사리 찾아볼 수 있는 경우다. 우울증 병력 때문에 보험 가입단계에서 주저 앉거나 몰래 회사를 속이고 보험에 가입하는 경우는 표면 위로만 드러나지 않았지 일상생활에서는 흔히 벌어지고 일이다.

보험설계사들에게도 정신질환자들의 가입 거부 여부는 고민 대상이 아니다. 오래 전부터 정신질환자의 가입거부는 내부적으로 원칙처럼 굳어졌고, 정신질환의 일종인 우울증이 가입거부 대상에 포함되는 건 당연한 일이라는 것이다.

익명을 요구한 외국계 회사의 보험설계사는 "회사 내부망에 있는 심사 가이드라인에 모든 정신과질환의 현증이나 기왕증(정신분열증, 조울증, 우울증)은 가입불가 대상으로 되어 있다.

회사 입장에서는 이해가 되는 부분이다"라고 전했다.

한 보험대리점 대표인 최모씨(34)도 "정신병원에서 우울증 치료를 단 한 번이라도 받은 사람은 원칙적으로 보험을 못 들게 되어 있다. 우울증 환자들은 자기 신체를 해칠 가능성이 있지 않겠느냐가 그 이유다"라고 말했다.

2) 차별 현실… 개선대책 시급

보험업계에서는 정신질환자의 보험가입 거부근거로 상법 732조를 들고 있다. 관련 법은 "15세 미만인 자, 심신상실자 또는 심신박약자의 사망을 보험사고로 한 보험계약은 무효로 한다"며 정신질환을 앓고 있거나 앓은 적이 있는 사람들의 보험가입 거부를 가능하도록 규정하고 있다.

이 규정은 누군가 정신질환자 몰래 거액의 보험에 가입한 뒤 해를 끼쳐 보험금을 타내는 보험사기를 막기 위한 취지로 마련됐다.

하지만 보험계약 무효대상인 심신상실자나 심신박약자의 범위가 워낙 불분명하다 보니 민간보험사의 보험가입 거부근거로 악용되는 경우가 끊이질 않았다.

보험사가 정신질환의 경중에 상관없이 단 한 번 정신과 진료 경력만으로도 보험가입 면담시 거부결정을 내리는 것이 가능했던 것이다. 제도개선을 바라는 목소리가 끊임없이 나왔으나 실효성 있는 개선책을 찾아보기란 쉽지 않다.

보험소비자연맹 조연행 사무국장은 "보험사들도 이제는 시대에 맞는 인수지침을 갖고 보험가입 여부를 판단해야 한다"며 "가입거부를 하려면 과학적인 통계자료가 있어야 한다. 없다면 명백한 차별 아니겠냐"고 지적했다.

이와 관련 손해보험협회 황영률 팀장은 "우울증 환자에게 이뤄지는 차별은 없다"고 전제하면서 "설계사들이 영업현장에서 경험상의 예단으로 거절을 하는 경우는 있다고 들었다. 경증 정신질환자에 대한 인식개선 교육에 힘쓰겠다"고 밝혔다.

금융감독원 채희성 생명보험팀장은 "개별 보험사의 경영행위에 직접적으로 관여하기는 어렵겠지만 보험협회측과 협력해 실태파악을 검토해 보겠다"고 말했다.[14]

---

14) 연합뉴스(2009-07-26), 임수정 기자, sj9974@yna.co.kr

5 여성 '불안증 · 우울증' 정신질환 증가추세

정상적으로 임신을 할 수 있는 수태능을 가진 부부들보다 불임인 부부들에서 불안증 등 일부 정신장애 발병위험이 높은 것으로 나타났다.

3일 이태리 연구팀이 'Fertility & Sterility'지에 밝힌 이 같은 연구결과 불임치료를 받고 있는 부부들은 정기적으로 정신건강 검사를 받는 것이 이로울 수 있는 것으로 나타났다.

연구결과 연구에 참여한 81쌍의 불임부부들 대부분이 정신질환을 앓지 않았지만 이들의 경우 70쌍의 수태능이 있는 부부들에 비해 일부 정신질환 발병률은 더 높은 것으로 나타났다.

특히 이 중 여러 가지 원인으로 인해 우울증과 불안증 특히 이 같은 경우에는 불임으로 인한 우울증과 불안증이 생기는 적응장애 발병률이 가장 큰 차이를 보였으며 여성에서 이 같은 차이는 더욱 두드러진 것으로 나타났다.

연구결과 아이를 가질 수 있는 여성의 단 3%만이 이 같은 적응장애를 보인 반면 불임여성의 경우에는 28% 가량이 우울증과 불안증을 주증상으로 하는 적응장애를 보였다.

또한 추가로 불임여성의 18%가 현재 폭식장애를 보인 반면 수태능이 있는 여성의 경우에는 한 명의 여성도 폭식장애를 보이지 않았다.

반면, 남성에서도 불임환자들은 미약하지만 강박충동장애와 사회공포증 등의 불안장애증상이나 증후를 보였지만 상대적으로 여성에 비해서는 두드러지지 않았다.

연구팀은 “이 같은 증상이 불임을 유발하는 인자이거나 불임의 결과로 인해 발생한 증상이라고 단언할 수는 없지만 불임부부에서 정신건강을 높이기 위한 치료를 하는 것이 필요하다”라고 강조했다.[15)]

15) 메디컬 투데이(2009. 01. 03), 김지효 기자, bunnygirl@mdtoday.co.kr

6 우울증 환자 살 빼니 '우울증' 증상도 개선

살을 빼는 것이 우울증이 있는 사람에서 우울증 증상을 개선시키는데도 효과적인 것으로 나타났다.

29일 펜실베니아대학 연구팀이 밝힌 연구결과에 의하면 6개월간 행동요법을 통한 체중 감량 프로그램에 참여한 우울증 환자들이 체중이 처음보다 8% 가량 줄었을 뿐 아니라 우울증 증상도 크게 개선됐으며 심장질환과 뇌졸중 발병 위험인자인 중성지방 역시 감소된 것으로 조사됐다.

일반적으로 우울증 증상이 있는 사람들은 살을 빼는 것이 우울증을 악화시킬 수 있다는 우려감으로 체중감량 시도를 하지 않아 온 바 이번 연구결과 이 같은 일반적인 생각과는 달리 우울증이 있는 사람들도 체중감량 시도로 체중을 효과적으로 뺄 수 있으며 이 같이 살을 빼는 것이 우울증 증상을 개선하는 데 있어서도 큰 도움이 되는 것으로 드러났다.

51명의 우울증 증상이 있는 사람과 없는 사람을 대상으로 한 이번 연구결과 "체중을 줄이는 것이 우울증 환자에서 우울증 증상을 개선하고 그 밖에 혈당과 인슐린, HDL 콜레스테롤 역시 개선시키며 특히 심장질환과 뇌졸중 위험인자인 중성지방을 낮추는데도 매우 효과적인 것으로 나타났다"라고 연구팀은 밝혔다.16)

16) 메디컬 투데이, 남연희 기자, ralph0407@mdtoday.co.kr

제4장

결 론

1. 왜 의료기관에 대한 불만이 많은가
2. 환영받지 못하는 환자들
3. 정보를 얻고 자기방위가 중요
4. 약물만으로는 낫지 않는 케이스도
5. 주부의 일에 대한 보수는 애매
6. 플러스의 본심을 입에 담지 않는 남편들
7. 본심으로 부딪히는 것을 피하는 아내들
8. 새로운 삶의 견해에 따른 고통
9. 자신이 변하는 것이 회복의 첫걸음

제4장
결 론

1 왜 의료기관에 대한 불만이 많은가

'폐경을 생각하는 모임'에서는 전화상담 내용을 집계하여 그 모임의 뉴스레터에서 다음과 같은 보고를 하고 있다. 보고서에 의하면 불안, 우울, 초조, 무력함, 피곤해지기 쉽다는 정신증상이 상위에 있고 현기증이나 귀울림, 어깨 결림, 관절염, 위통, 요통, 핫플래시, 가슴 떨림, 숨이 끊어짐 등 소위 전형적인 갱년기증상의 호소가 이어지고 있다.

상담자 중 의료기관에서 치료받는 사람은 전체의 81%로 방문과는 산부인과가 15%이고 정신과・신경내과는 21%로 정신과・신경내과에서 진찰받는 사람이 산부인과보다 많음을 알 수 있다. 그러나 압도적으로 많은 것은 내과・이비인후과・정형외과의 진찰을 받는 사람들로 합쳐서 45% 이상이다. 의료기관을 찾은 사람들 중에는 '증상이 개선되지 않아 각 과의 전문의를 찾고 있다.'고 하는 호소도 적지 않은 것 같다. 또 의사들이 불친절하고 잘 설명해 주지 않는 등 의료대응의 지연과 상담

창구가 보이지 않는 답답함을 호소하고 있다.

이 집계 결과를 보면 상담자들은 불안감이나 우울·무기력감을 호소하는 사람은 내과, 정신과, 신경내과에, 현기증·귀울림은 이비인후과에, 관절통·요통은 정형외과로라고 하는 형태로 증상에 따른 의료기관을 방문하고 있는 것 같다.

그러면 왜 증상은 좀처럼 개선되지 않고 불만을 갖는 사람이 많을까. 그 이유로서 생각되는 것은 갱년기증상은 우울증을 포함해서 그 원인은 한 가지가 아니기 때문이다. 신체적으로는 호르몬 균형의 파괴가 큰 이유이지만, 그것만이 아니고 여성에게 있어서 갱년기는 인생에 있어 여러 가지 정신적인 스트레스가 관계되기 쉬운 시기이기도 하다. 가정문제나 주위의 인간관계 혹은 자기자신의 문제 등 정신적 원인이 차지하는 비율이 높다는 것이다.

의료진은 약물투여만이 아니라 환자의 생활실태를 확실하게 듣고서 문제점을 풀고 있고, 그렇지 않으면 증상이 완전히 개선되지 않는다는 것이 특징이다. 이것은 우울증에 한하지 않고 갱년기장애 치료 전체에 대하여 말할 수 있는 것이다.

2 환영받지 못하는 환자들

그런데 이러한 갱년기 환자들의 요구에 대해서 의료기관이 환영하고 있지 않는 것이 현실이다. 갱년기 환자 치료가 전문인 산부인과에서조차 싫어하는 곳이 유감스럽다. 또한 의사를 비난할 수 없는 것은 의사가 그러한 태도를 취할 수밖에 없는 건강보험제도 때문이다.

아는 바와 같이 현행제도에서는 검사, 투약, 처치만이 치료로서 인정되어 수가가 주어지고 의사가 치료를 위해 열심히 환자의 이야기에 귀를 기울여도 수가가 주어지지 않는다. '가능한 소량의 투약에 충분한 대화'가 중요한 갱년기 치료는 의료제공자 측에서 보면 멀리하고 싶고 이와 같은 방법으로 열심히 치료에 임하려고 하면 경영이 되지 않는 것이다.

그래서 의료제공자 측은 갱년기 환자들을 상대하지 않거나 환자의 생활환경을 일절 들어보지 않고 호르몬요법이나 안정제, 수면제 등 약물을 처방하여 대응하는 데 그치는 게 갱년기 치료의 현실이다. 이처럼 의료제공자 측에 문제가 있기 때문에 환자 측에서는 의사들이 불친절하고 몰이해적이라고 하는 불만이 있다.

지금의 보험제도로 갱년기 치료를 하는 것에 늘 한계를 느끼고 있다. 역시 첫째는 시간적인 문제, 환자 이야기를 들을 시간을 충분히 가질 수가 없고 환자의 이야기를 확실하게 듣고 상담을 하여도 그것에 대한 수가는 보험에서는 인정받지 못한다. 그래서 산부인과는 상담으로 돈은 받을 수가 없기 때문에 환자의 이야기를 들은 부분에 대해서는 무료봉사하는 것으로 되어 버린다. 그래서 갱년기 의료를 의사들이 싫어하는 것이다.

C 의사는 정년퇴직한 후에 클리닉을 개업했다. 초진의 환자에게 때로는 1시간 가깝게 이야기를 듣고 있는 C 의사에게는 많은 환자들이 찾아오지만 경영은 적자라고 말한다. 그러나 그러한 갱년기 의료의 사정을 모르는 환자 중에는 '선생님 병원에는 환자를 너무 많이 받는 게 아닌가요?' 라고 가능하면 환자 수를 줄이고 환자 한 사람 한 사람과 더 많은 이야기를 했으면 좋겠다는 불평을 하는 사람이 있다. 그러한 환자의 소망은 어떻게 할 수가 없다.

대학병원에서는 갱년기 외래이기 때문에 할 수가 있다. 즉 갱년기 외래에 온 환자는 동시에 유방암 검사, 고지혈증이나 골다공증 등의 검사도 같은 대학병원에서 받을 수 있으므로 전체적으로 병원에 플러스가 되고 있다고 하는 것이다. 비교적 시간을 갖고 산부인과, 정신과, 상담의 제휴의료를 할 수 있는 것도 종합병원이므로 가능하다고 할 수 있다.

누구나 갱년기 환자의 치료는 이야기를 듣는 것이 중요하다고 이해하면서 현실적으로는 그 어려움에 해결방법을 발견할 수가 없다. 그래서 환자들이 만족할 수 있는 갱년기 의료를 하고 있는 의사를 가까운 곳에서 찾는 것은 쉽지 않다.

3 정보를 얻고 자기방위가 중요

먼저 갱년기 의료는 소위'의료의 골짜기'에 있다고 말하는 현상을 이해하고 지금의 의료 측에 많은 기대를 갖지 않고 환자들이나 그 가족이 지혜와 지식을 써서 대응할 수밖에 없다.

만일 지금 있는 증상이 우울, 불면, 초조, 불안이라고 하는 정신증상만이 아니고 핫플래시나 땀이 나는 등 모든 갱년기증상도 동시에 있을 경우에는 우선은 산부인과를 찾는 게 좋다. 그때 일반적인 산부인과가 아니고 호르몬요법을 선택하고 있는 산부인과로 가야 한다. 주의해야 할 것은 산부인과라도 어디나 호르몬요법을 시행하고 있지는 않다.

호르몬요법을 하고 있는 산부인과를 찾는 데는 먼저 전화를 걸어서 '여성호르몬 약을 주고 있습니까?' 하고 묻는 것이 옳은 방법이다. 그때 '호르몬 보충요법을 하고 있습니까?'라고 묻는 것은 현명치 못하다. '예, 하고 있습니다'라고 해서 가 보면 호르몬임에는 틀림이 없으나 남성호르몬이나 남녀혼합 호르몬을 주사하는 곳이 있기 때문이다.

호르몬요법을 해 보고 핫플래시나 땀이 나는 것뿐만 아니라 불면이나 정신증상이 없어지면 잘된 것이다. 여러 가지 갱년기의 신체증상에서 2차적으로 우울, 불면 등의 정신증상이 나타나고 있다면 우선 호르몬요법을 해 보는 것이 빠른 길이다.

호르몬요법으로 우울증상이 잡히지 않을 때 경우 다음 선택은 정신과(정신신경과나 신경과) 혹은 신경내과이다. 또 산부인과나 내과에서 신경안정제로도 효과가 없을 때에도 정신과를 찾아가는 것이 좋다.

'초진'의 중요성에 대해서는 신경내과 의사는 '초진으로 진단을 내려야 하므로 아무래도 시간이 걸린다. 먼저 본인의 호소를 듣고 여러 가지 질문을 하여 그 뒤에 숨어 있을지도 모르는 우울증의 원인을 찾는다. 이러한 과정에서 환자와의 신뢰관계도 생기지만 초진으로 40분에서 1시간은 걸린다'라고 이야기한다.

환자와는 처음의 만남이 제일 중요하여 최초에 충분히 이야기를 듣고 정중하게 대응해서 신뢰관계를 만드는 것이 중요하다. 그래서 초진으로는 1시간 가량 소요된다. 환자의 말을 경청하는 것은 좋은 의사가 되기 위한 불가결의 조건이다. 갱년기에 한하지 않고 스트레스로 인한 우울증 등은 환자의 가족력이나 당면문제 혹은 성격 등을 알고 나서야 정확한 진단과 치료가 가능해지기 때문이다. 만일 초진에서 신중하게 환자의 이야기를 듣지 않는 의사라면 적절한 치료는 기대할 수 없다.

그러나 진찰 때마다 충분히 시간을 갖고서 환자의 이야기를 들어주는 것은 현재의 보험체계하에서는 조금 무리이다.

4 약물만으로는 낫지 않는 케이스도

핫플래시나 땀이 나는 등 신체적인 갱년기 증상은 거의 없고 우울, 불면 등의 정신증상이 강한 사람은 먼저 정신과를 찾아보면 어떨까. 정신과 치료로 기대한 만큼 회복되지 않을 때에는 산부인과의 치료를 받아보는 것도 중요하다.

또 핫플래시나 가슴 떨림, 불면 등이 있어서 호르몬요법을 받았으나 별 효과가 없다면 가면우울증의 가능성도 다분히 있다. 그러한 때에도 정신과나 신경내과에서 다시 진찰을 받아보는 것도 좋다.

정신과나 신경내과에서 치료를 받고 있는 갱년기 우울증의 환자들 중에는 호르몬요법으로 치료 효과가 있는 경우도 상당히 있다.

그러나 정신과나 신경내과의 의사는 항우울제나 안정제로 좀처럼 효과가 나타나지 않는다고 해서 누구나 '산부인과에서 호르몬요법을 시험해 보면 어떨까요?'라고 소개장을 써 주는 것이 아니다.

반대로 호르몬요법으로 잘 안 되었다고 해서 반드시 '정신과를 진찰해 봤으면…' 하고 산부인과 의사가 권해 주지는 않는다. 그래서 호르몬요법이나 한약 등 산부인과적인 치료에서 효과는 없고 증상이 잡히지 않을 때에는 자신이 스스로 정신과에서 진찰해 보는 것도 필요하다. 의외로 간단하게 좋아질지도 모른다.

갱년기장애가 지겨운 것은 호르몬요법이나 정신과의 약만으로는 완전히 치유되지 않는 경우가 적지 않는 점이다. 병의 원인이 에스트로겐의 결핍이라면 호르몬요법에 반응하고, 가벼운 우울이라면 항우울제로 개선된다. 그러나 원인이 아이들의 독립이나 노부모의 간호, 마음이 맞지 않게 된 남편과의 갈등이라고 한 문제를 갖고서 불만족하다는 생각으로 인생에 서 있다고 하면 산부인과나 정신과의 약물치료만으로 완전한 회복은 기대할 수가 없다.

갱년기의 여성들이 고민하고 괴로워하고 칠전팔기할 정도의 괴로움을 맛보고 있는 그 마음아픔의 원인을 찾으면 찾을수록 그러한 생각이 강하게 들었다.

갱년기란 무엇인가, 부부란 무엇인가, 가족의 역할이란, 자립이란, 나는 누구인가, 무엇 때문에 살고 있는가, 자신은 이제까지 무엇을 잃었고, 이제부터 어떻게 살아갈 작정인가……. 이와 같이 여성들의 내적인 질문은 갱년기 연령인 자신에게 향해진 질문이 주를 이루고 갱년기의 여성 전체 혹은 갱년기의 여성을 둘러싼 사람들의 문제이기도 해서 깊이 생각하게 된다.

환자들의 이야기를 듣고 있으면 거기에는 공통된 마음변화의 과정이 있다. 각각의 구체적인 체험은 다르지만 누구나가 이제까지 맛보지 못했던 정도로 자신에게 자신감을 잃고 자기 자신을 부정적으로밖에 생각할 수 없게 된다고 하는 체험을 하고 있다.

그리고 그 우울한 증상에서 빠져나가는 과정에서 이제까지의 자기의 삶의 방식을 돌아보고 거기에 장래의 삶의 방식의 변경을 시험해 보고 있다. 그것은 마치 자기의 마음을 접하는 여행이며 일찍이 없었던 깊은 마음의 행로와 같다. 그 결과 이제까지의 생활방식의 궤도수정을 하거나 새로운 길을 찾아내어서 걷기 시작하고 있다.

그리고 거기서 얻은 것은 각각 형태는 다르지만 갱년기 이후의 생활을 풍요로운 마음으로 이끄는 귀중한 내적 변화라고 하는 점에서는 같다.

5 주부의 일에 대한 보수는 애매

여기서 여성들의 내적인 문제에 대해 생각해 보고자 한다. A씨와 B씨는 두 명 모두 자식을 키우고 나서 자유롭게 되던 때에 아르바이트를 시작하였다. 아르바이트를 하고 동창들을 만나고 할 때는 마음이 편해서 좋았었다. 그런데 막상 직장을 그만두고 할 일이 없어지니 지금까지 보이지 않았던 것이 보이게 되었다.

자식들은 자기보다도 바깥세상에 관심이 많고 어느새 자기를 필요로 하고 있지 않았다. 남편은 중간관리직이 되어 회사일에 바쁘고 나름대로 착실하게 자기실현을 다하고 있는 것처럼 보였다. 가정에 있는 시간은 적고 부부의 대화도 없고 부부관계도 없어진 것이 오래이다. 자기만이 홀로 남겨졌다는 생각이 들고 문득 마음속에서 의문이 생겼다.

'나의 인생이란 무엇이었던가. 이대로 좋은 것인가.' 이 시기, 자기의 집이 텅빈 것 같은 생각이 들어 말할 수 없는 적적함과 무상함이 느껴진다. 소위 '빈집증후군'이 되는 아내들은 많이 있다.

특히 자식에 대한 애착이나 의존심이 높은 어머니일수록 그 낙심은 심해지기 쉽다. 무엇보다 안타까운 것은 모자의 밀착도에 반비례하여 부부관계가 희박해지고 있는 점이다. 그것도 본인들이 의식하지 않는 중에 어느새 보이지 않는 벽이 생겨서 마음이 통하지 않게 된다. 그것이 어느 정도 심각한 문제인가 느끼고 있지 않다.

그런데 왜 심각한 문제일까. 주부에게는 직장이 있고 없고 관계없이 '나는 누구인가'라고 하는 자기자신의 존재의미는 가족관계에 크게 영향받기 때문이다. 주부들이 떠맡고 있는 아내, 어머니, 며느리라고 하는 역할을 보면 잘 알 수 있다.

청소, 세탁, 가족의 식생활의 관리, 아이들의 교육이나 몸가짐, 이웃 교제 등 아침에 일어나서 밤에 잠자리에 들 때까지 많은 에너지와 시간이 걸리는 끝이 없는 노동이 계속된다. 더구나 주부의 일은 '자기자신은 무엇을 하고 싶은가'를 불문에 붙인 채 남편이나 아이들을 위해서 도움이 되는 작업을 우선하여 매일매일을 보내고 있다. 그리고 그 노동이 사회적인 직업과 크게 다른 것은 그것에 대한 객관적인 평가에 의한 경제적인 보수가 없는 점이다. 가사에 대한 보수라고 하면 자식들의 건강한 모습이나 남편의 애정이나 감사의 말 혹은 만족스러운 얼굴이라고 하는 극히 막연하고 애매한 것 뿐이다.

만일 자기의 노력에 대한 보수, 즉 가족의 애정이 담긴 평가가 없다고 한다면 어떨까. 단지 보수 없는 가혹한 노동밖에 아닌 것이다.

즉 '내가 가치 있는 존재인가 어떤가'는 가족 나름. 가족이 얼마만큼 아내를, 어머니를 중요한 존재라고 생각하고 있는가. 또는 무엇과도 바꿀 수 없는 사람이라고 생각하고 있는가에 달려있는 것이다. 물론 '역으로도 진실'이지만. 그래서 아내나 어머니, 며느리의 역할을 다하는 중에 자기실현의 달성감이나 마음의 충족감을 얻는 데는 자식과의 관계, 남편과의 관계를 더욱 친밀하게 더욱 풍부하게 쌓는 것이 불가결한 것이다.

다시 생각해 보면 아내·어머니·며느리라고 하는 것은 거기에 남편이나 자식, 시부모가 있어서 처음으로 성립하는 '나'이다. 극단적으로 말하면 그 존재가 없어지면 나의 존재의미는 상실되고 만다.

어머니는 자식이 자립해 나갈 때에 거의 그 역할을 끝낸다. 만일 착실하게 완벽주의로 노력하여 역할을 다하고 있었다고 한다면 열심히 해 온 만큼 상실감은 크다. 더욱이 역할을 헌신적이고 희생적으로 다하고 그것을 사는 보람으로 한 경우 가족부터의 위로나 칭찬의 말이 충분치 않다면 더욱 허무하고 불만스런 생각만이 남는 것은 당연하다. 역할을 잃고 그 역할에 대해서 이제까지 갖고 있던 자존심이나 자신까지도 상실했다고 한다면 누구라도 우울상태에 빠진다. 무언가의 계기로 '나의 인생이란 무엇이었던가.'라는 생각에 사로잡혀도 이상하지는 않다.

그리고 갱년기는 피곤하기 쉽다. 기억력이나 끈기도 약해지고 이제까지 느끼지 못했던 체력의 쇠약이나 늙음의 징조가 나타나서 더욱 기분을 우울하게 만든다. 빈집증후군은 그 전형적인 일례이다.

그러나 아내가 자식의 출가로 심각한 상실감을 맛보고 있을 때에 그 아내를 착실히 옆에서 보살펴주는 남편의 존재가 있다면 우울증에 이를 정도의 상처는 되지 않을 것이다. 혹은 부모를 여윈 상실감도 남편과의 관계가 좋아 슬픔을 나눌 수 있는 상태라면 슬픔도 완화될 수 있다. 그런데 가정에서의 남편의 존재는 대단히 미미하다.

어느 여성은 우울증이 될 때까지 자식들과 친한 친구들의 모습은 있어도 남편의 모습은 없었다고 한다. 또 다른 여성의 남편은 문자 그대로 기업전사이지만 아내가 우울증이 될 때까지 가정에 자신이 있을 곳은 없었다고 털어놓았다. 또 모자 대 아버지의 관계가 좋지 않아 가족으로 인정받지 못한 아버지도 있었다.

그래도 아내가 자식부양 등 가정의 일에 쫓기고 있을 때에는 그러한 것도 그다지 문제가 되지 않았다. 그런데 아내가 갱년기가 되면 그때까지 수면 아래 있었던 텅 빈 부부관계가 심각한 문제로 돌연 떠오르게 된다.

6 플러스의 본심을 입에 담지 않는 남편들

부부의 관계가 멀어지거나 흠이 생겨서 텅 비어 가는 원인은 여러 가지 있다. 남편의 바람기는 임상심리 현장에서 부부관계의 문제로 항상 우위를 점한다고 한다. D씨의 경우 직장일로 인해 시부모와 동거하며 며느리로서의 역할도 힘껏 해 왔다. 그러던 중 남편의 외도가 발각되어 생활형태를 바꾸기 위해 시부모와 별거하고 살던 곳을 옮기고 동시에 보람이었던 일을 그만 두고 우울증이 되어갔다.

주부의 일은 '가족으로부터의 감사'라는 보수뿐이다. 완벽주의로 착실한 D씨가 열심히 시부모에게 봉사하고 가사를 해 왔지만 시부모로부터 지나친 요구는 있어도 '보수'는 없고 남편도 '고마워' '감사하고 있어'라는 말도 없었다. 오히려 남편의 배신행위만이 남아 있었다. D씨가 그것을 자신의 존재의 전적인 부정으로 받아들였다고 해도 무리는 없다. 이제까지의 모든 것이 허무하게 느껴졌음에 틀림없었다. 더욱이 남편의 바람기에 의해 직장도 잃고 자기실현의 길도 끊어져버렸다. 우울증이 되어가던 때 D씨가 자주 한 말이 '나는 남편에게 필요한 인간일까요'였다. 그것을 확인하지 않으면 이제까지의 자신의 존재 그 자체가 부정되어 버리는 것 같은 위기감이 있었다.

갱년기의 여성의 '내가 누구인가'라고 하는 정체성의 위기는 주로 가족과의 관계에서 온다고 하는데 D씨의 불안에 찬 질문은 실로 그것을 잘 말해 주고 있다. 바람기와 같은 명확한 배신행위는 없어도 긴 결혼생활 중에는 셀 수 없을 정도의 크고 작은 배신행위 혹은 배신이라고는 말할 수 없겠지만 아내의 기대가 배신당하는 것은 어느 가정에도 있을 수 있다.

가령 아내의 노동에 대해서 고맙다고 말하지 않고 감사의 말을 하지 않는 것도 아내의 기대를 배신하는 것이 된다고 느끼지 못하는 남편은 많다.

'고마워, 사랑해, 좋아해, 감사해요, 그러한 말은 입으로 내어하는 것이 아니다. 행동으로 전해지는 것이 아닐까' '지금까지 말하지 않았으니까, 말할 수 없다'라고도 말하고 '말해 보았자 새삼스럽게 무슨…이라든가 무언가 나쁜 짓을 하고 있지 않느냐라고 오히려 의심을 받는다.'라고 남편들은 말한다.

그래도 입 밖에 내서 말하지 않고서 정말로 전해질까. 그것은 의문이다. 실제 심리치료시 환자들부터 많이 듣는 불만은 '고맙다'고 말해 주지 않는 것이라고 한다. 시부모를 간호하고 임종을 지켰음에도 불구하고 남편으로부터 '고맙다, 감사하다'는 한 마디도 없어 심하게 상처받고 있는 아내가 있다.

어느 남성이 한 이런 말을 잊을 수 없다. '아내가 50대 중반에 갑자기 사망하자 처음으로 아내가 무엇인가 해 주었을 때 아내를 칭찬해 준 일이 없었던 것을 느끼게 되었다. 그것이 정말로 후회되었다. 이제 돌아올 수 없는 곳으로 아내는 가버렸지만 적어도 고별식에서에서는 아내의 장점이나 특기 등을 가득 생각해서 사람들 앞에서 칭찬했다'

돌아가신 부인의 영혼은 기뻐했을 것이다. 그래도 생전에 그것을 해 주었더라면 그 몇 배나 부인은 기뻐하고 만족했을 것이다. 결코 부부 사이가 나빴던 두 사람은 아니었다. 그래도 칭찬하는 것을 쑥스럽게 생각하는 것은 남자들이 아내를 칭찬하는 습관이 잘 되어 있지 않으면서 부부싸움에서는 이것이 마음에

안 든다, 저것이 안 된다는 등 상대에게 상처 주는 말을 쉽게 한다.

칭찬하여 기르는 것은 자식만이 아니다. 부부관계도 같다. 오랜 시간 남편이나 자식에게 칭찬받거나 감사받거나 하는 일도 없이 보수를 받지 못한 나날을 쌓아온 아내가 갱년기가 되어서 우울증이 되어 '나는 가치가 없는 인간이다' 생각해 버리는 것도 무리는 아니다.

여성들이 괴로움을 호소한 정신과나 산부인과 의사에게서 '괴롭웠겠다' '고생했군요'라는 말 한 마디를 듣고 눈물을 흘린다고 한다. 그때 사막에 물을 뿌리는 것같이 다정한 한 마디에 마음이 물들어버리는 여성들의 말라붙은 마음을 알 수 있다.

'인간에게 있어서 수용과 이해는 깊은 위로이다'라고 하지만 남편으로부터 위로를 받지 못한다면 과연 무엇 때문에 부부인가 하고 생각한다.

사랑하는 마음, 감사하는 마음을 이심전심으로 아내가 알고 있는 것이라고 생각하는 남편은 많은 것 같지만 말로서 표현을 하지 않으면 전해지지 않는다고 하는 것이 아내들의 생각이다. 더욱이 직장에서는 말 잘하는 남편들도 특히 아내에게 위로나 위안의 마음을 전하는 말의 사용법이 유치하거나 표현력이 모자라거나 하는 사람이 많다.

이런 이야기가 있다. 남편이 정년이 되어 퇴직금이 나왔는데 아내는 '꼭 그 5,000만원을 현금으로 보고 싶다'라고 말했다. 남편은 은행에서 돈을 찾아와 아내에게 보이자 그 다음날 아내는 그 돈을 갖고 집을 나갔다고 한다. 아내의 처사는 심하지만 아내만을 탓할 수는 없다. 거기까지 아내를 몰아붙인 남편에게도 잘못이 없다고는 할 수 없다.

7 본심으로 부딪히는 것을 피하는 아내들

자식 양육 중에는 각각 아버지 어머니의 역할을 다하느라 안정을 얻고 있었다. 그러나 자식이 독립한 후에는 그때까지의 아버지 어머니 역할은 대폭 축소되어 남편과 아내의 직접적 관계, 정신적인 교류가 요구되게 되었다.

이때 서로 바꿀 수 없는 파트너로서 친밀한 관계를 키워 오지 않았던 부부는 공통의 목표를 상실한 것이 된다. 남편에게 있어서 자신은 대체 무엇이었던가. 혹은 자신에게 있어서 남편은 어떠한 존재인가 다시금 부부관계를 재확인하지 않을 수 없게 된다.

이러한 욕구가 아내에게 생겨난 것은 앞서 말한 바처럼 가족과의 관계에 의존하는 여성의 입장을 생각한다면 납득이 간다. 즉 아내가 '나는 무엇인가'라는 정체성을 확실히 하기 위해서는 남편의 승인을 얻는 것이 필요하다. 아내의 욕구는 소위 자기 자신의 존재의식의 확인이다. 그러나 그 사태의 중요함을 느끼지 못하고 이때에 남편이 무관심하거나 일이 바빠 아내를 마주보는 여유가 없어서 진실하게 대응하지 않으면 아내의 실망은 크다. 중년의 이혼은 증가일로에 있으나 그 신청은 압도적으로 아내 측에서 많이 하고 있다는 것도 이해할 수 있다. 수명이 연장된 덕택에 갱년기는 아직 충분히 회복할 수 있는 연령이다. 그러나 반대로 그대로 부부가 심리적 갈등을 겪으며 함께 살아가는 데는 너무나도 긴 세월이다.

아내들의 다수가 거의 본심으로 부딪히지 못하고 단념하거나 때로는 남편에 대해서 무관심한 기분이 되고 있다. 아내들은 우울증이 될 때까지 남편에게 자기 자신의 속에 있는 상대에의 불만이나 분노, 욕구를 말하려고 하지 않는다. 물론 결혼 초기에는 서로 부딪혔음에 틀림이 없다. 그것이 세월을 거듭해 가는 중에 말해도 알아주지 못한다, 결국 싸움이 될 뿐이니까, 말해 보았자 아무것도 변하지 않으니까 하고 말하고 싶은 것을 않고 참고 단념하여 남편에게 기대하는 것은 모두 뚜껑을 덮고 말았다.

한편, 아내가 본심을 말하지 않으니까 남편은 아내가 불만이 가슴속에 어느 정도 맺혀 있는가를 느끼지 못한다라고 할 수 있다. 혹은 남편도 느끼고 있지만 '긁어 부스럼 만들지 말라'고 직면하는 것이 두려워 건드리지 않으려고 하는지도 모른다.

그러나 말하지 않고 참는 것은 결코 잊어버리지 않는다. 놀랍게도 사람이 갖는 분노나 원망은 집념은 깊다. 아내들이 갱년기 우울증이 되었을 때 십수년도 전에 시부모와 사이에 서 남편이 대응을 잘못한 것을 원망하고 잘 알지도 못하는 전근지에 혼자 두고 가 버린 남편의 냉정함을 탓한다……. 오랜 시간 마음속에 담아두고 있었던 만큼 강하게 남편을 탓하는 것이다. 부부가 오랜 시간 같이 하면 이심전심, 서로 이해하게 된다고 하는 것은 환상에 지나지 않는다는 것이다.

그러한 격한 부딪힘은 가끔 부부관계 회복의 과정도 되고 있다. 그러므로 생각하기에 따라서는 갱년기 우울증이 부부에게 있어서는 반드시 나쁜 일만은 아니고 반대로 부부관계의 끈을 다시 고쳐 매는 호기가 되기도 한다.

가령 K씨의 '사랑하는 두 명의 아이와 친한 친구들이 있다면 노후의 나의 인생은 더욱 즐겁게 할 수가 있다'고 생각하고 있었다는 말은 갱년기를 체험하기 전의 많은 주부들 목소리를 대변하고 있는 것 같아서 인상적이지만 아이들은 머지않아 어머니의 곁을 떠나고 친구관계는 믿을 수가 없게 된다는 것을 알게 되었다. 결국 자기에게 제일 필요한 것은 부부라고 하는 것을 느낀 것은 우울증이 계기였다.

또 K씨가 생각하고 있었던 '자식들이 독립하면 이혼하면 좋을까'라는 생각은 완전히 떠나고 있었다. 그러나 결과적으로는 행운이었던 것은 K씨가 이혼을 재촉하기 이전에 우울상태가 되어 부부관계를 다시 회복하는 것이 자연스럽게 시작된 것이다. 더욱이 갱년기의 우울은 남편과의 관계가 나쁘지도 않는 극히 보통으로 보이는 부부 관계에도 전환을 가져오고 있다. K씨의 남편도 강한 성공의지를 갖고 있는 기업전사이기 때문에 다분히 가정은 소홀히하고 있었다. 그런데 우울증이 되어서 K씨가 도움을 청하고 안겨 왔을 때 오랫만에 부부간의 마음이 서로 통하고 깊은 안도감이 소생하여 부부관계의 회복이 가능했다.

가끔 남편이 못 견디게 싫어서 남편에게 혐오감을 느끼면서도 경제적인 문제나 그 다른 이유로 간단히는 헤어질 수 없고 어쩔 수 없이 살고 있는 부부도 많이 있다. 남편이 정년퇴직한 후의 생활을 생각하면 그것만으로도 우울해져 버린다고 호소하는 주부는 결코 적지 않다.

8 새로운 삶의 견해에 따른 고통

갱년기는 아내나 어머니, 딸, 며느리로서가 아니고 개인으로서의 자기실현을 향하는 최후의 기회로 생각하고 자기자신의 꿈을 향해서 도전하는 여성도 적지 않다. 자립은 갱년기 여성에게 있어서는 매력적인 과제이다. 특히 요즘은 여성의 역할에 대한 가치관이 다양화되어 사회에서의 활동의 장도 눈부시게 넓어졌다. 그렇지만 전업주부가 중년기에 사회인으로서 직장을 갖는 것은 쉽지 않다. 가족의 절대적인 협력이 없으면 도저히 할 수가 없다.

L씨는 아이 키우는 것이 일단락되었을 때 열심히 공부하여 젊을 때부터의 꿈을 실현시켜 일을 가졌다. 결혼 이래 전업주부로서 자부심을 갖고 남편을 보살펴 온 L씨의 노후인생은 실로 아내, 어머니의 역할에서 한 발 나아가서 또 하나의 사회적 역할을 갖고 나아갈 예정이었다. 그런데 남편은 '집안일을 정확하게 할 수 있다면'이라고 하는 소위 조건부 찬성…. 완벽주의인 L씨가 아내로서 가정에서의 역할은 그대로 하고 사회적으로 책임 있는 일을 출발해 나가는 것은 갱년기라고 하는 연령을 생각하면 정말로 무리가 있었다. 아내가 가정의 역할을 다하는 것은 당연하다고 하는 결혼관을 가진 남편 밑에서는 아내의 사회진출에는 한계가 있다. 남편은 그것을 이해하지 않았고 L씨는 좌절을 체험했다.

이제까지 보아온 것과 같이 갱년기는 신체적으로 체력의 쇠약을 실감한다. 또 자식들은 청년기에 도달해서 자립하여 어머니로서의 역할이 끝나려고 하는 시기이고 가족이나 친구의 죽음에 직면하여 인생의 유한성에 눈이 떠지는 때이다. 이러한 때 젊을 때에 생각하고 그리던 '나의 꿈'에 대한 달성은 순조롭지는 않는다. 그 때문에 사람에 따라서는 초조나 무력감, 억울함이 생겨서 우울증이 되는 것은 드물지는 않다. 이것은 결코 부끄러워 할 것이 아니고 오히려 인간으로서 극히 자연스러운 일이라고도 말할 수 있다. 이 체험은 바꾸어 말하면 '자기의 인생은 이것으로 좋았던가' '정말로 하고 싶었던 것은 무엇이었던가'라고 묻고 새로운 삶의 방식을 찾아내려고 하는 산고와도 통하는 것이다.

단, 갱년기 내적 변화의 개인적 프로세스는 실제로는 반드시 정연하게 말로서 표현할 수 있는 것은 아니다. '자신의 인생은 이것으로 좋았던가'라고 하는 자신의 인생에 대한 질문을 시작하고 '정말로 자신다운 삶의 방식이라는 것은 무엇일까'라고 하는 새로운 삶의 방식의 방향 같은 것은 처음부터 마음속에 있었던 것은 아니다. 말로는 표현되지 않는 '막연한 불안'이나 '이유를 모르는 초조함'이 내재하는 것이다. 그 때문에 내적인 욕구나 갈등을 마음속에서 끄집어내서 정리하는 것을 도와주는 타인이 불가결하게 된다.

'의료기관에서 말을 착실히 들어 줄 것인가. 그렇지 않으면 좀처럼 낫기 어렵다'고 반복해서 말하는 것은 그 때문이다. 치료를 하고 있는 의사가 충분히 말을 들어준다면 문제는 없지만 그렇지 않으면 자력으로 이야기를 들어줄 곳을 찾을 수밖에 없다.

'산부인과나 정신과에 다니면서 상담을 받는다는 것을 권하고 싶다'고 의사들이 조언하고 있는 것같이 상담이나 집단치료는는 효과적이다. 정신과나 신경내과에서 진료를 받고 있으면 의사가 환자의 증상에 맞추어 시기를 보아 상담치료를 권하기도 하고 환자 측에서 희망한다면 상담가를 소개도 해 준다.

그러나 현실적으로는 자신이 희망해서 심리요법을 받으려고 하는 사람은 그리 많지 않고 산부인과 의사가 환자에게 상담치료를 권하는 경우도 적다고 들었다. 산부인과나 정신과의 치료를 받아도 좀처럼 증상이 잡히지 않을 때는 반드시 상담치료를 받는 것이 좋다.

또 집단치료의 효과도 주목할 가치가 있다는 것은 이미 말한 대로이다. 단, 갱년기의 집단치료가 우리 나라의 경우 거의 행하여지고 있지 않다.

지방의 정보지에 '갱년기 증상으로 고민하는 사람끼리 대화하고 싶다'는 광고를 내어보는 방법도 해 볼 만하지 않을까. 심리치료가나 산부인과 의사, 정신과 의사 등 전문가가 참가하면 더욱 효과가 있지 않을까.

9 자신이 변하는 것이 회복의 첫걸음

남편들에게 공통적인 체험은 아내가 우울증이 되어서 처음으로 배우자와의 관계의 중요성을 실감하고 있는 점이다. 그리고 그때까지의 인생 중에서 기업전사로서 일관하여 사회적 혹은 직업적 의미로서의 자기실현을 위해 가정에서 자식을 돕고 키우는 부모가 되는 일은 선반 위에 올려놓고 또한 아내와의 관계를 친밀히 키우는 작업도 방치하여 온 것을 다시금 깨닫게 되었다.

'무기력증'은 우울증의 의학적인 치료가 불가결한 병으로 진정한 의미로 건강해지려면 남편의 정신·심리적인 케어가 결여되어서는 안 된다는 것이다.

예전에 여성이 아이들을 많이 낳아 기르고 갱년기를 맞이하고 얼마 되지 않아서 일생을 마치는 시대에는 가사, 육아에 전념하는 것이 당연했다. 그러나 장수·핵가족화의 현대사회에서 여성이 사는 방법이 다양화함에 따라 남성은 일에 전념하여 급료를 갖다 주는 것으로는 끝나지 않게 되었다.

남편에게 기대하고 있는 역할이 크게 변했음에도 불구하고 그것을 느끼지 못하는 남편들은 많이 있다. 특히 중년층의 기업전사라고 불리고 있는 남성들은 현역을 은퇴할 때까지 시대의 큰 변화에 대응하는 일 없이 이제까지의 삶의 방식을 그대로 하려고 하고 있는 것같이 보인다. 남성이 이제까지의 인생관을 그대로, 즉 가정생활은 방치할 경우 사회적으로 성공했다고 해도 가정이 붕괴되지 않는다는 보증은 없다.

그렇지만 조직의 수레바퀴에 속에서 머리로는 알지만 자신을 바로 바꾸기에는 현실적으로 어렵다. 부인의 병에 무관심하거나 화를 내는 남편이 많은 것도 사실이다. 장기간에 걸쳐서 텅 비게 된 부부관계의 회복을 꾀하는 데는 하루아침에 되지 않는다는 것은 말할 필요도 없다.

많은 갱년기 장애 치료를 해 온 전문가들이 서슴지 않고 입을 모은 정신증상 해결의 지름길이란 무엇인가. 그것은 '자기가 변하는 것'이라 한다.

한 의사는 이렇게 말한다. '환자의 이야기를 듣고 있으면 남편의 문제에 도달하게 되지요. 그러나 최종적으로는 자기의 문제이겠지요. 나중에는 자기가 해결할 수밖에 없지요. 상대를 바꾸려고 생각하기보다 자기를 바꾸는 편이 빠르기 때문이겠죠. 한 사람의 인간에게 휘둘리는 것이 바보 같다고 느껴지면 그것으로 해결되지요'

또 다른 의사는 이렇게 말했다. '똑같은 일을 체험하고 있어도 스트레스를 느끼지 않는 사람보다 느끼는 사람 쪽이 갱년기 장애가 오기 쉽다고 생각됩니다. 특히 남편에게 불만이 있는 사람 중 당신 때문이야라고 말하는 사람은 좀처럼 증상이 사라지지 않습니다.'

자기가 변한다는 것은 바꾸어 말하면 남편에 대한 생각을 바꾸고 남편을 받아들이는 방법을 바꾼다는 것이다. 갱년기는 인생에서 하나의 전환점이다. 인생 50년의 시대에는 없었던 생각이다. 50세에서 아직 30여년의 인생이 남아 있다고 생각하면 인생은 아직 멀었다.

이런 체험을 말해 준 M씨(68세, 가명)는 50세 전후부터 캄캄하고 긴 터널에 들어가서 남편이나 자식들에게 보호받으면서 안정제나 호르몬요법으로 갱년기 우울을 빠져나온 것은 60세 쯤이었다고 한다. 모든 의욕을 잃은 M씨가 자신을 되찾기 위해서 남편의 제안으로 남편의 작은 무역회사의 일을 돕기로 하고 그것이 결과적으로 M씨의 새로운 인생의 시작이 되었다.

그 뒤 남편이 병사하여 60세까지 전업주부였던 M씨는 남편의 유언도 있어서 남편의 곁에서 3년 일한 경험을 살려서 회사 경영을 하게 되었다. 현재는 거래처를 방문해서 해외출장도 하고 사장 일에 바쁘다. 착실하고 완벽주의, 정리정돈이 특기인 점을 사업에 충분히 살리고 있다고 말한다. 남편의 생전보다도 업적을 넓혀서 '남편이 뿌려주고 간 씨가 지금 성장하고 있는 것만으로 나의 힘이라고 하기보다 남편의 업적입니다.'라고 겸손해 하지만 지금 사업이 재미있어서 견딜 수가 없다는 기분이 활발한 표정에서 볼 수가 있다.

M씨와 같이 인생의 전반과는 전혀 다른 삶의 방식에 도전하는 여성도 이제부터는 틀림없이 늘어갈 것이다. 갱년기를 어떻게 통과해서 그 뒤의 인생을 어떻게 살아갈 것인가. 포스트 갱년기에 30년이나 되는 긴 시간이 부여된 것은 인간의 긴 역사에서 생각하면 겨우 최근의 일이다. 일에 사는 사람, 봉사활동에 삶의 보람을 찾아내는 사람, 친밀한 부부관계를 되찾은 사람……. 어떠한 인생을 연출해 갈 것인가.

있는 그대로 살고 싶다! 자식들 때문이 아니고 남편 때문도 아니다. 우선은 자기자신을 살고 싶다. 장수사회에서 살아남은 여성의 다수가 갱년기에 생각하는 삶의 방식의 하나가 아닐까.

갱년기는 모든 의미에서 사춘기와 닮아 있다고 『47세 나에게 일어난 일』의 저자 게일・샌드는 쓰고 있다. 혼란하고 공포, 불안, 죄악감, 한탄, 분노에 가득 차 있다. 기분의 변화가 심하고 인생관이 변하는 시기이기도 하다라고….

사춘기가 이제부터 시작되는 어른으로서의 인생을 어떻게 살 것인가를 정하는 시간이라고 한다면 갱년기는 실로 이제부터 시작하려고 하고 있는 노후의 인생을 어떻게 살 것인가를 정하는 시기. 자식 양육에서 해방되고 남편도 정년퇴직을 맞이하여 가정 속에서 의무와 책임이 가벼워지고 대신에 자유를 손에 넣었을 때 생각지도 않은 '자기답다고 생각하는 인생'이 기다리고 있는지도 모른다. 그것은 반드시 남편을 떼어버리는 것은 아니라고 본다. 좋은 일을 즐기면서 자기답게 보내는 생활로 마음부터 행복하다고 느껴지면 그 행복을 남편에게도 나누어 주고 싶어지지 않을까. 새로운 노후의 인생 시작을 눈앞에 두고 잠시 발을 멈추어서 생각하는 시기가 갱년기라고 한다면 이런 중요한 때는 없다.

갱년기는 영어로 'change of life'. 자기의 삶의 방식을 바꾸는 다시없는 기회가 갱년기라고 한다면, 우울증은 신이 부여해 준 인생을 다시 묻는 시간이며 그 때문에 '휴식시간'과 같게도 생각된다. 그리고 이제까지와는 다른 인생을 살기 위해 갱년기의 귀중한 마음여행은 어느 정도 노후의 인생을 풍요롭게 해 주는 것이 아닐까.

이 책으로 한 사람이라도 더 구제된다면……

이미 인생의 반환점을 지나고 노후의 인생에 들어간 사람은 체력의 쇠약, 신체기능의 저하를 실감하게 된다. 머리가 이전과 같지 않고 물건을 잃어버리는 것이 심하다. 집중력이 없어졌다.

마이너스 요소는 세어 보면 끝이 없을 정도. 이대로 가면 노년기는 어떻게 되어버릴까 때로는 공포심마저 느껴지는 일이 있다.

어떤 사람이 이런 말을 해 주었다. 일부를 소개하면 '…… 우산을 70% 이상 쓰고 비와 바람에 인생사를 너무 넓게 하지 않도록 하여라……'라는 것이다. 해설을 더하면,

'우산은 100%까지 넓혀버리면 보기 싫다. 그렇다고 해서 60%면 너무 좁혀져서 자기 혼자밖에 들어갈 수 없다. 자기만 좋으면이라고 생각해도 안 된다. 사람에게 씌어 줄 정도의 70%로 하는 것이 좋지 않을까' 노후의 인생은 우산을 70%로 쓴 자신의 모습을 떠올리면서 걸어가는 것이 좋을지도 모른다.

갱년기의 무기력증이란 대체 무엇인가. 이것은 고교시대에 좋아했던 수학의 증명문제를 풀어가는 것과 같은 작업이다.

참고문헌

1) 우울증(2000), 권석만, 학지사. p.14
2) 살인자 우울증과 사이코패스(2009), 이창규, 좋은땅
3) 연세필병원 홈페이지 http://www.feelclinic.co.kr/clinic/sub_01.html?cid=1&subid=1&id=5
4) 우울증 원인, 보건복지가족부 지정 우울증 임상연구센터 http://www.smileagain.or.kr/home/depresstion/factor01.asp
5) 우울증 웃어야 산다!(2003), 수지 수마이유, 예신, p53~p60
6) 한국 우울증 연구소 http://www.mykdi.co.kr/bbs/zboard.php?id=c2&page=1&select_arrange=headnum & desc=asc & category=&sn=off&ss=on&sc=on&keyword=&sn1=&divpage=1
7) 우울관리클리닉 홈페이지 http://www.baejy.com/smile/info3.asp
8) 보건복지가족부 지정 우울증 임상연구센터 http://smileagain.or.kr/home/depresstion/treat01.asp?page_num=1
9) 보건복지가족부 지정 우울증 임상연구센터 http://smileagain.or.kr/home/depresstion/prevention03.asp?page_num=3
10) 사례 http://smileagain.or.kr/home/board/spboard.asp?bbs=106

부 록

부록 I

한국판 우울증 척도(K-BDI)

이 름 : ________ 연령 : ___세 성별 : 남 / 녀
작성일 : ______년 ___월 ___일

주의 깊게 읽어보시고 각 번호의 4가지 문항 중 오늘을 포함하여 지난 1주 동안의 자신의 상태를 가장 잘 나타낸다고 생각되는 문항 하나를 고르세요.

1. ① 나는 슬픔을 느끼지 않는다.
   ② 나는 슬픔을 느낀다.
   ③ 나는 항상 슬픔을 느끼고 그것을 떨쳐버릴 수 없다.
   ④ 나는 너무나도 슬프고 불행해서 도저히 견딜 수가 없다.

2. ① 나는 앞날에 대해 별로 걱정하지 않는다.
   ② 나는 앞날에 대해 별로 기대할 것이 없다고 느낀다.
   ③ 나는 앞날에 대해 기대할 것이 하나도 없다고 느낀다.
   ④ 나는 앞날이 암담하고 전혀 희망이 없다고 느낀다.

3. ① 나는 실패감 같은 것을 느끼지 않는다.
   ② 나는 다른 사람에 비해 실패의 경험이 많다고 느낀다.
   ③ 살아온 과거를 되돌아 보면 항상 많은 일에 실패를 했다.
   ④ 나는 한 인간으로서 완전히 실패했다고 느낀다.

4. ① 나는 전과 다름없이 일상생활에 만족하고 있다.
   ② 나는 일상생활은 예전처럼 즐겁지 않다.
   ③ 나는 무엇을 해도 만족스럽지 않다.
   ④ 나는 만사가 불만스럽고 짜증이 난다.

5. ① 나는 특별히 죄책감을 느끼지 않는다.
   ② 나는 때때로 죄책감을 느낀다.
   ③ 나는 자주 죄책감을 느낀다.
   ④ 나는 항상 죄책감에 빠져 있다.

6. ① 나는 내가 벌을 받고 있다고 느끼지 않는다.
   ② 나는 내가 벌을 받을지도 모른다고 느낀다.
   ③ 나는 내가 벌을 곧 받을 것이라고 느낀다.
   ④ 나는 현재 벌을 받고 있다고 느낀다.

7. ① 나는 나 자신에 대해 실망하지 않는다.
   ② 나는 나 자신에 대해 실망할 때가 많다.
   ③ 나는 나 자신이 지긋지긋하게 느껴진다.
   ④ 나는 자신을 증오한다.

8. ① 나는 내가 다른 사람보다 못하다고 생각하지 않는다.
   ② 나는 나의 약점이나 실수를 가끔 내 탓으로 돌린다.
   ③ 나는 내가 잘못하는 것은 항상 내 탓이라고 생각한다.
   ④ 나는 잘못된 일은 모두 내 탓이라고 생각한다.

9. ① 나는 죽고 싶다는 생각을 해 본 적이 없다.
   ② 나는 가끔 죽고 싶다는 생각이 들지만 실행하지는 못할 것이다.
   ③ 나는 죽고 싶다는 생각을 할 때가 많다.
   ④ 나는 기회만 있으면 자살할 것이다.

10. ① 나는 요사이 평소보다 더 울거나 하지 않는다.
   ② 나는 요사이 전보다 더 자주 우는 편이다.
   ③ 나는 요즈음은 항상 울고 있다.
   ④ 나는 울고 싶어도 나올 눈물조차 없다.

11. ① 나는 전보다 더 짜증을 내지는 않는다.
② 나는 전보다 더 쉽게 짜증을 낸다.
③ 나는 요사이 항상 짜증이 난다.
④ 나는 짜증을 내기에도 지쳤다.

12. ① 나는 다른 사람들과 여전히 잘 어울린다.
② 나는 다른 사람들과 어울리지 못할 때가 가끔 있다.
③ 나는 거의 대부분 다른 사람들과 어울리지 못한다.
④ 나는 다른 사람들에 대해 전혀 흥미가 없다.

13. ① 나의 결단력은 전과 다름없다.
② 나는 전보다 결단력이 다소 약해진다.
③ 나는 전보다 결단력이 훨씬 약해졌다.
④ 나는 어찌할 바를 몰라 아무것도 결단을 내릴 수가 없다.

14. ① 전보다 내 모습이 못하지는 않다.
② 내가 늙거나 매력이 없어진 것 같아 걱정이다.
③ 내 모습이 변해 매력이 없어진 것이 분명하다.
④ 내 모습은 확실히 추해져서 남들이 불쾌하게 생각한다.

15. ① 나는 전과 같이 일을 잘 할 수 있다.
② 나는 전처럼 일을 하려면 조금 힘이 든다.
③ 나는 무슨 일이든지 시작하려면 무척 힘이 든다.
④ 나는 너무 지쳐서 아무 일도 할 수가 없다.

16. ① 나는 평소처럼 잠을 잘 잘 수 있다.
② 나는 평소처럼 잠을 잘 자지 못한다.
③ 나는 평소보다 1~2시간 일찍 깨서 다시 잠들기 어렵다.
④ 나는 평소보다 몇 시간 일찍 깨서 다시 잠들기 어렵다.

17. ① 나는 별로 피곤한지 모르고 지낸다.
② 나는 전보다 쉽게 피로해진다.
③ 나는 사소한 일에도 곧 피로해진다.
④ 나는 너무 피로해서 아무 일도 할 수 없다.

18. ① 나의 입맛은 평소와 같다.
② 나의 입맛이 전과 같이 좋지는 않다.
③ 나의 요사이 입맛이 매우 나빠졌다.
④ 나는 전혀 입맛이 없다.

19. ① 나의 몸무게는 변함이 없다.
② 근래 와서 몸무게가 3kg 가량 줄었다.
③ 근래 와서 몸무게가 5kg 가량 줄었다.
④ 근래 와서 몸무게가 7kg 가량 줄었다.

20. ① 나는 건강에 관한 걱정은 별로 하지 않는다.
② 나는 신체적 건강에 대해 걱정이 많다.
③ 나는 신체적 건강에 대한 걱정 때문에 제대로 무엇을 할 수 없다.
④ 나는 신체적 건강에 대한 걱정 때문에 전혀 아무 일도 할 수 없다.

21. ① 성에 대한 관심이 전보다 떨어진 것 같지는 않다.
② 성에 대한 관심이 전보다 약간 떨어졌다.
③ 성에 대한 관심이 확실히 줄어들었다.
④ 성에 대해 전혀 흥미를 느끼지 않는다.

* 각 문항에 점수를 주어 합산을 해 보십시오.
(①→0점, ②→1점, ③→2점, ④→3점)

* 총점에 따라 다음과 같이 판정합니다.

- 10~16점 : 경한 우울증

- 17~29점 : 중등도 우울증

- 30~63점 : 심한 우울증

'중등도 우울증', '심한 우울증'은 상담이 필요합니다.

또한 '경한 우울증'이라고 해도 한 달 이상 지속될 경우 '만성 우울증'의 가능성이 있기 때문에 상담하는 것이 좋습니다.

부록 II

노바코 박사의 분노 척도 프로그램

아래의 상황들에 대해 주어진 척도의 점수를 사용하여 기입하기 바랍니다.

0 = 거의 혹은 분노를 느끼지 않는다.
1 = 조금 성가시다
2 = 어느 정도 화가 난다
3 = 꽤 화가 난다
4 = 대단히 화가 난다.

1. 방금 구입한 기계의 포장을 풀어 플러그를 꽂았으나 그것이 작동하지 않았을 때 (　　)
2. 무례했던 서비스 기사에게 바가지까지 썼다는 사실을 알게 되었을 때 (　　)
3. 다른 이들이 나와 똑같이 행동했는데 오로지 당신만 지적을 받을 때 (　　)
4. 당신의 차가 도로에서 펑크가 났을 때 (　　)
5. 사람들에게 말을 건넸는데 그들이 당신을 무시하거나 대답을 성의 없게 했을 때 (　　)

6. 별 볼일 없어 보이는 친구가 대단한 척 행동했을 때 ( )
7. 식당에서 친구들을 대신해 커피 4잔을 조심스레 옮기고 있는데 다른 사람과 부딪혀 커피를 쏟았을 때 ( )
8. 당신이 사무실의 공동옷걸이에 옷을 걸어놨는데 누군가 그것을 떨어뜨리고 다시 걸어 놓지 않았을 때 ( )
9. 어느 가게에 들어간 순간부터 불친절한 점원을 만나 이런 저런 고초를 당함 ( )
10. 어떤 사람과 만나기로 약속했는데 그 사람이 막판에 약속을 어기려고 했을 때 ( )
11. 놀림과 조롱을 받았다고 느낄 때 ( )
12. 신호등 앞에서 차의 시동이 꺼졌는데 뒷차가 계속 경적을 울릴 때 ( )
13. 운전 중이나 주차장에서 당신이 한 운전에 대해 누군가 창을 열고 "운전 어디서 배웠어?"라고 말할 때 ( )
14. 어떤 사람이 실수를 했는데 그 실수를 당신 탓으로 돌린 경우 ( )
15. 내가 뭔가 집중하려고 하는데 누군가 근처에서 자꾸 발소리나 잡음을 낼 때 ( )
16. 당신에게 있어 중요한 책이나 물건을 누구에게 빌려줬는데 그 사람이 안 돌려줄 때 ( )
17. 바쁜 하루를 보낸 당신. 그러나 당신의 가족이 자신과 함께 하기로 약속한 중요한 것을 깜빡 잊어 버렸다. 그러나 당신의 식구는 어떻게 잊을 수 있냐고 불평할 때 ( )

18. 당신은 다른 누군가와 이야기에 집중하고 있었다. 그때 누군가 나타나 그 대화에 끼어들게 되고 다른 화제로 이야기가 넘어갔을 때 (　　)
19. 중요한 사안에 대해서 배우자와 대화를 나누고자 하지만 그가 말을 끊어서 마음을 제대로 표현할 수 없게 되었을 때 (　　)
20. 어떤 이가 당신과 다른 사람이 논쟁을 하고 있는 틈에 끼어들었을 때 (　　)
21. 당신은 급히 차로 어디로 가고 있었다. 앞차가 초보 운전에 지금 다른 차선이 막혀 이 길로 갈 수밖에 없는데 이 차선은 앞 차만 빨리 가면 속도를 더 낼 수 있다. 앞지르기를 하지 못하는 지금 시점의 상황일 때 (　　)
22. 껌을 밟았을 때 (　　)
23. 길을 가고 있는데 한 무리의 사람들이 당신을 보며 수군거리는 것을 보았을 때 (　　)
24. 어디로 황급히 가려던 중 날카로운 무언가에 옷이 걸려 찢어졌다 (　　)
25. 전화를 거는데 '여보세요'라고 하자마자 상대방이 전화를 끊을 때 (　　)

합계점수 계산 = ______점

0 ~ 45점 당신이 일반적으로 느끼는 분노의 정도는 상당히 적은 편에 속한다. 아주 적은 수의 사람들이 여기에 해당된다. 당신은 침착한 사람군에 속하는 사람이다,

46 ~ 55점 당신은 평균적인 사람보다 평화로운 사람이다.

56 ~ 75점 곤혹스런 상황에서 당신은 보통의 여느 사람들처럼 적당한 분노를 표출한다.

76 ~ 85점 곤혹스런 상황에서 당신은 분노를 표출하는 경향이 짙다. 보통 사람보다 화를 더 내는 편이다.

86 ~ 100 당신은 분노 챔피언, 종종 격렬한 분노를 표출한 후 그 감정이 쉽게 사라지지 않는 자신을 보게 될 것이다.

인간폭탄 성격, 불 같은 사람이란 수식어가 붙기 쉬운 상태의 사람들이 여기에 속한다. 때때로 당신의 걷잡을 수 없는 분노가 충동적인 적대감으로 폭발될 수도 있다. 당신의 화 때문에 종종 문제가 생기곤 한다.

찾아보기

■ 저자 약력

조 현(趙 賢)

〈학력〉

· 서울대학교 의과대학 간호학과 졸업
· 서울대학교 보건대학원(보건학 석사)
· 서울대학교 보건대학원(보건학 박사)
· Georgetown University(USA, 박사후 과정)

〈주요경력〉

· 인제대학교 보건행정학과 교수
· 인제대학교 보건의료정보연구소장
· 경상남도 여성정책발전위원
· 한국호스피스·완화의료학회 이사
· 대한의료정보학회 이사

여성의 우울증　　값 9,000원

2009년 9월 16일 인쇄
2009년 9월 21일 발행

저　　자 : 조　현
발 행 인 : 주 영 일
발 행 처 : **계 축 문 화 사**

서울특별시 종로구 행촌동 209-41
우편번호 110-091
TEL : 735-2257 · 738-9746
FAX : 723-9025
1973. 10. 31 등록번호 제300-1973-8호
ISBN 978-89-5629-183-3 93510